초보자를 위한 스페인어 요리법 요리책 2023

가족을 위한 빠르고 맛있는 요리법

형민 박

목차

랍스터 비스크

재료

½kg의 랍스터 1마리

토마토 250g

부추 200g

버터 150g

당근 100g

양파 100g

쌀 75g

생선 육수 1 ½ l

크림 ¼리터

브랜디 1dl

와인 1dl

타임 가지 1개

월계수 잎 2장

소금과 후추

동화

랍스터를 조각으로 자르고 버터 50g과 함께 빨간색이 될 때까지 볶습니다. 브랜디와 함께 Flambe하고 와인에 젖습니다. 뚜껑을 덮고 15분간 익힌다.

랍스터 고기를 예약하십시오. 브랜디, 요리용 포도주 및 연기와 함께 시체를 부수십시오. 중국어를 통해 예약하십시오.

나머지 버터와 함께 작은 조각으로 자른 야채를 (단단한 순서대로) 볶습니다. 끝에 토마토를 추가하십시오. 예약 된 국물에 적시고 허브와 쌀을 넣습니다. 45분 동안 조리합니다. 부수고 스트레이너를 통과하십시오. 크림을 붓고 5분간 더 끓입니다.

다진 랍스터와 함께 크림을 제공합니다.

장난

flambé는 알코올이 사라지지만 풍미는 사라지도록 알코올 음료를 태우는 것을 의미합니다. 펌프를 끈 상태에서 이 작업을 수행하는 것이 중요합니다.

야채 스튜

재료

큐브 형태의 세라노 햄 150g

녹두 150g

콜리플라워 150g

완두콩 150g

누에콩 150g

밀가루 2큰술

아티초크 3개

삶은 달걀 2개

당근 2개

양파 1개

마늘 1쪽

레몬 1개

올리브유

소금

동화

아티초크를 깨끗이 씻어 겉잎과 끝을 버립니다. 밀가루 1큰술과 레몬즙을 넣고 끓는 물에서 부드러워질 때까지 요리합니다. 새로고침하고 예약하세요.

당근을 껍질을 벗기고 중간 조각으로 자릅니다. 콩의 끈과 꼭지를 제거하고 3등분으로 자릅니다. 콜리플라워에서 작은 꽃을 퍼냅니다. 물을 끓여 각 채소가 부드러워질 때까지 따로 익힙니다. 새로고침하고 예약하세요.

야채 육수는 반으로 줄인다(아티초크 제외).

양파와 마늘을 잘게 썬다. 잘게 썬 세라노 햄과 함께 10분간 볶습니다. 다른 밀가루 한 스푼을 넣고 2분 더 볶습니다. 야채 국물 150ml를 추가합니다. 제거하고 5분간 조리합니다. 야채와 4등분 삶은 계란을 추가합니다. 2분간 끓이고 소금으로 간을 합니다.

장난

야채는 익는 시간이 같지 않기 때문에 따로 익혀야 합니다.

수제 근대

재료

근대 1 ¼kg

감자 750g

마늘 3쪽

올리브 오일 2dl

소금

동화

근대를 씻고 잎을 큰 조각으로 자릅니다. 줄기를 껍질을 벗기고 막대기로 자릅니다. 끓는 소금물에 잎과 줄기를 5분간 삶는다. 새로 고침, 비우기 및 예약.

껍질을 벗긴 감자와 캐시라다 감자를 같은 물에 20분 동안 익힙니다. 비우고 예약하십시오.

껍질을 벗기고 채 썬 마늘을 기름에 볶습니다. 줄기, 잎, 감자를 넣고 2분 동안 볶습니다. 소금을 수정하십시오.

장난

잎을 활용하여 햄과 치즈로 채울 수 있습니다. 그런 다음 그들은 반죽되고 튀겨집니다.

호박과 연어 파이

재료

애호박 400g

신선한 연어 200g(뼈 없음)

크림 750ml

계란 6개

양파 1개

올리브유

소금과 후추

동화

양파는 잘게 다져서 약간의 기름에 볶는다. 호박을 작은 입방체로 자르고 양파에 추가하십시오. 중불에서 10분간 끓인다.

고운 반죽이 될 때까지 크림 ½리터와 계란 4개를 혼합하고 추가합니다.

미리 기름을 바르고 밀가루를 뿌린 개별 틀에 넣고 170ºC의 중탕 오븐에서 약 10분 동안 굽습니다.

한편, 깍둑썰기한 연어를 약간의 기름에 살짝 갈색이 되도록 볶습니다. 소금과 후추를 넣고 남은 크림과 계란 2개를 함께 섞습니다. 호박 케이크 위에 추가하십시오. 20분 이상 또는 잘 굳을 때까지 계속 굽습니다.

장난

미리 으깬 마요네즈와 구운 사프란 몇 가닥을 곁들여 따뜻하게 서빙하세요.

버섯과 파마산을 곁들인 아티초크

재료

아티초크 1½kg

버섯 200g

파마산 치즈 50g

화이트 와인 1잔

큰 토마토 3개

파 1개

레몬 1개

올리브유

소금과 후추

동화

아티초크 껍질을 벗기고 줄기, 가장 질긴 바깥쪽 잎과 끝을 제거합니다. 4등분으로 잘라 레몬으로 문질러 갈변을 방지합니다. 예약하다.

골파를 천천히 튀기고 작은 조각으로 자릅니다. 불을 높이고 깨끗이 씻어 썬 버섯을 넣습니다. 3분 조리 와인을 붓고 강판에 간 토마토와 아티초크를 넣습니다. 뚜껑을 덮고 10분 동안 또는 아티초크가 부드러워지고 소스가 걸쭉해질 때까지 요리합니다.

접시에 소스를 바르고 파마산 치즈를 뿌립니다.

장난

아티초크가 녹슬지 않도록 하는 또 다른 방법은 신선한 파슬리를 듬뿍 넣은 찬물에 담그는 것입니다.

절인 가지

재료

큰 가지 2개

레몬즙 3큰술

다진 신선한 파슬리 3큰술

다진마늘 2스푼

간 커민 1큰술

계피 1큰술

뜨거운 파프리카 1큰술

올리브유

소금

동화

가지를 세로로 슬라이스로 자릅니다. 소금을 뿌리고 키친타월에 30분간 둡니다. 다량의 물로 헹구고 보관하십시오.

가지 조각 위에 기름과 소금을 약간 붓고 175ºC에서 25분간 굽습니다.

그릇에 나머지 재료를 섞습니다. 가지를 혼합물에 넣고 저어줍니다. 뚜껑을 덮고 냉장고에 2시간 동안 보관합니다.

장난

가지의 쓴맛을 없애기 위해 약간의 소금을 넣은 우유에 20분 동안 담가둘 수도 있습니다.

세라노 햄을 곁들인 아기 콩 스크램블

재료

기름에 절인 누에콩 1병

마늘 2쪽

세라노 햄 4조각

파 1개

계란 2개

소금과 후추

동화

팬에 누에콩의 기름을 빼주세요. 여기에 갈색 양파를 작은 조각으로 자르고 얇게 썬 마늘과 햄을 얇게 썬다. 불을 높이고 누에콩을 넣고 3분 동안 볶습니다.

따로 계란을 치고 계절을 맞 춥니 다. 누에콩 위에 계란을 붓고 멈추지 않고 약간 응결시켜 제거합니다.

장난

풀어놓은 계란에 약간의 크림이나 우유를 첨가하여 더 달콤하게 만드세요.

TRINXAT

재료

양배추 1kg

감자 1kg

베이컨 100g

마늘 5쪽

올리브유

소금

동화

잎을 제거하고 양배추를 씻어 얇게 썬다. 감자 껍질을 벗기고 4등분하십시오. 25분 동안 모든 것을 함께 요리합니다. 퓌레를 얻을 때까지 포크로 뜨거운 것을 제거하고 으깨십시오.

프라이팬에 얇게 썬 마늘과 조각으로 자른 베이컨을 볶습니다. 이전 감자 반죽에 추가하고 감자 오믈렛처럼 양쪽에서 3 분 동안 갈색입니다.

장난

양배추는 익힌 후 물기를 잘 빼야 합니다. 그렇지 않으면 trinxat이 잘 갈변하지 않습니다.

베이컨과 오로라 소스를 곁들인 브로콜리 그라탕

재료

스트립 베이컨 150g

큰 브로콜리 1개

오로라 소스(육수 및 소스 섹션 참조)

올리브유

소금과 후추

동화

팬에 베이컨 스트립을 잘 볶고 따로 둡니다.

브로콜리를 송이로 나누고 충분한 소금물에 10분 동안 또는 부드러워질 때까지 익힙니다. 물기를 빼고 베이킹 트레이에 올려 놓으십시오.

브로콜리 위에 베이컨을 얹은 다음 오로라 소스를 얹고 오 그라탕을 최고 온도에서 노릇해질 때까지 익힙니다.

장난

브로콜리의 냄새를 최소화하려면 조리할 때 물에 식초를 약간 넣습니다.

그린 소스에 새우와 조개가 들어간 카드

재료

익힌 카르둔 500g

화이트 와인 2dl

생선 육수 2dl

다진 신선한 파슬리 2큰술

밀가루 1스푼

조개 20개

마늘 4쪽

양파 1개

올리브유

소금

동화

양파와 마늘을 작은 조각으로 자릅니다. 식용유 2큰술에 15분간 천천히 볶는다.

밀가루를 넣고 계속 저어주면서 2분 동안 볶습니다. 불을 높이고 와인을 부어 완전히 식히십시오.

육수를 적시고 약한 불에서 10분 동안 계속 저어가며 요리합니다. 파슬리를 넣고 소금으로 간을 합니다.

이전에 제거한 조개와 카둔을 추가합니다. 조개가 열릴 때까지 뚜껑을 덮고 1분간 조리합니다.

장난

파슬리가 색을 잃지 않고 갈색으로 변하지 않도록 너무 익히지 마십시오.

캐러멜화된 양파

재료

큰 양파 2개

설탕 2큰술

모데나 식초 또는 헤레즈 식초 1티스푼

동화

채 썬 양파를 덮고 투명해질 때까지 천천히 볶습니다.

뚜껑을 열고 갈색이 될 때까지 요리합니다. 설탕을 넣고 15분간 더 끓인다. 식초로 목욕하고 5분 더 요리합니다.

장난

이 양의 캐러멜 양파로 오믈렛을 만들려면 감자 800g과 계란 6개를 사용합니다.

세라노 햄과 페스토 소스를 곁들인 속을 채운 버섯

재료

신선한 버섯 500g

세라노 햄 150g

잘게 썬 파 1개

페스토 소스(육수 및 소스 섹션 참조)

동화

파와 햄을 잘게 썬다. 갈색으로 천천히 10분. 식히십시오.

버섯의 줄기를 깨끗이 씻어 제거합니다. 뒤집은 프라이팬에 5분 동안 볶습니다.

버섯에 햄과 부추를 채우고 페스토 소스를 조금 얹은 후 200ºC에서 약 5분간 굽습니다.

장난

햄과 페스토 소스는 약간 짜기 때문에 소금을 추가할 필요는 없습니다.

마늘을 곁들인 콜리플라워

재료

큰 콜리플라워 1개

달콤한 파프리카 1큰술

식초 1큰술

마늘 2쪽

올리브 오일 8큰술

소금

동화

콜리플라워를 여러 송이로 나누고 소금을 충분히 넣은 물에 10분 동안 또는 익을 때까지 익힙니다.

기름에 마늘과 갈색 필렛. 열에서 팬을 제거하고 파프리카를 추가합니다. 5초 동안 볶고 식초를 넣습니다. 소스로 소금과 소스로 간을합니다.

장난

콜리플라워를 요리할 때 냄새가 덜 나도록 물에 우유 1컵을 추가합니다.

갈은 콜리플라워

재료

갈은 파마산 치즈 100g

큰 콜리플라워 1개

계란 노른자 2개

베샤멜 소스(육수 및 소스 섹션 참조)

동화

콜리플라워를 여러 송이로 나누고 소금을 충분히 넣은 물에 10분 동안 또는 익을 때까지 익힙니다.

달걀 노른자와 치즈를 계속 휘젓는 동안 베샤멜 소스(열에서 제거한 후)에 추가합니다.

콜리플라워를 오븐 용기에 담고 베샤멜 소스를 곁들입니다. 표면이 황금색이 될 때까지 최대 온도에서 그라탕합니다.

장난

베샤멜에 갈은 치즈와 달걀 노른자를 넣으면 모르네라는 새로운 소스가 된다.

뒤셀

재료

버섯 500g

버터 100g

쪽파(또는 양파) 100g

소금과 후추

동화

가능한 한 작은 조각으로 버섯을 청소하고 자릅니다.

아주 작은 조각으로 자른 쪽파를 버터에 볶고 버섯을 넣습니다. 액체가 완전히 사라질 때까지 볶습니다. 계절.

장난

그것은 완벽한 반주, 채우기 또는 첫 번째 코스가 될 수 있습니다. 수란을 곁들인 버섯 뒤셀, 닭가슴살 속을 채운 뒤셀 등

훈제 연어와 까브랄로 엔다이브

재료

크림 200g

훈제 연어 150g

카브랄 치즈 100g

껍질을 벗긴 호두 50g

엔다이브 하트 6개

소금과 후추

동화

꽃상추는 잎을 떼고 찬물에 깨끗이 씻은 후 얼음물에 15분간 담가둡니다.

치즈, 조각으로 자른 연어, 호두, 크림, 소금, 후추를 볼에 넣고 엔다이브에 이 소스를 채웁니다.

장난

상추를 찬물에 씻은 후 얼음물에 담가두면 쓴맛을 제거하는 데 도움이 됩니다.

세고비안 롬바드

재료

잣 40g

건포도 40g

파프리카 1큰술

마늘 3쪽

적양배추 1개

피핀 사과 1개

올리브유

소금

동화

적양배추는 가운데 줄기와 겉잎을 떼고 채 썬다. 껍질을 벗기지 않고 사과 속을 파내고 4등분으로 자릅니다. 적양배추, 건포도, 사과를 90분간 익힙니다. 비우고 예약하십시오.

마늘을 조각으로 자르고 팬에서 갈색으로 굽습니다. 잣을 넣고 볶습니다. 파프리카를 넣고 붉은 양배추와 건포도, 사과를 넣습니다. 5분간 볶습니다.

장난

적양배추의 색이 빠지는 것을 방지하려면 끓는 물에서 요리를 시작하고 식초를 조금 더합니다.

구운 고추 샐러드

재료

토마토 3개

가지 2개

양파 2개

빨간 피망 1개

마늘 1통

식초(선택 사항)

엑스트라 버진 올리브 오일

소금

동화

오븐을 170ºC로 예열합니다.

가지, 후추, 토마토를 씻고 양파 껍질을 벗기십시오. 모든 야채를 베이킹 시트에 놓고 넉넉한 기름을 뿌립니다. 1시간 동안 구우되, 골고루 구워지도록 수시로 뒤집어 줍니다. 만들어지는 대로 테이크아웃하세요.

고추를 식히고 껍질과 씨를 제거합니다. 후추, 양파, 가지도 씨 없이 줄리아나로 자릅니다. 구운 머리에서 마늘 정향을 가볍게 눌러 제거하십시오.

그릇에 모든 야채를 섞고 소금 한 꼬집과 로스트 오일로 간을 합니다. 식초 몇 방울을 추가할 수도 있습니다.

장난

가지와 토마토는 구울 때 터지지 않고 껍질을 쉽게 벗길 수 있도록 껍질에 약간의 절개를 해두는 것이 편리하다.

프랑스 완두콩

재료

깨끗한 완두콩 850g

양파 250g

세라노 햄 90g

버터 90g

육수 1L

밀가루 1스푼

깨끗한 상추 1개

소금

동화

작게 자른 양파와 다진 햄을 버터에 볶습니다. 밀가루를 넣고 3분간 볶는다.

국물을 붓고 가끔 저어주면서 15분 더 끓입니다. 완두콩을 넣고 중불에서 10분간 끓입니다.

곱게 채썬 양상추를 넣고 5분간 더 끓입니다. 소금을 조금 넣으십시오.

장난

완두콩이 회색으로 변하지 않도록 뚜껑을 덮지 않고 요리하십시오.
요리할 때 설탕을 조금 넣으면 완두콩의 풍미가 더해집니다.

크림 시금치

재료

신선한 시금치 ¾ kg

버터 45g

밀가루 45g

우유 ½리터

마늘 3쪽

육두구

올리브유

소금과 후추

동화

녹인 버터와 밀가루로 베샤멜을 만드세요. 5분 동안 천천히 볶고 우유를 넣고 계속 저어줍니다. 15분간 조리하고 소금, 후추, 육두구로 간을 합니다.

소금을 듬뿍 넣은 물에 시금치를 삶아주세요. 완전히 건조되도록 물기를 빼고 새로 고침하고 짜십시오.

마늘은 채썰어 기름에 1분간 볶는다. 시금치를 넣고 중불에서 5분간 볶습니다.

시금치를 베샤멜 소스와 섞고 계속 저으면서 5분 더 익힙니다.

장난

얇게 썬 빵의 구운 삼각형을 동반하십시오.

흰 소시지를 곁들인 어린 콩

재료

기름에 절인 누에콩 1병

마늘 2쪽

흰 소시지 1개

파 1개

올리브유

소금

동화

팬에 누에콩의 기름을 빼주세요. 작은 조각으로 자른 파와 마늘을 이 기름에 갈색으로 만들고 잘게 썬 소시지를 넣습니다.

옅은 갈색이 될 때까지 3분간 조리합니다. 불을 올려 누에콩을 넣고 3분간 더 볶는다. 소금을 조금 넣으십시오.

장난

부드러운 누에콩으로도 만들 수 있습니다. 이렇게 하려면 찬물에 15분 동안 또는 부드러워질 때까지 요리합니다. 물과 얼음으로 식히고 껍질을 벗긴다. 그런 다음 같은 방법으로 레시피를 만듭니다.

햄을 곁들인 녹두

재료

녹두 600g

세라노 햄 150g

파프리카 1티스푼

토마토 5개

마늘 3쪽

양파 1개

올리브유

소금

동화

콩의 측면과 끝을 제거하고 큰 덩어리로 자릅니다. 끓는 물에 12분간 삶는다. 배수, 새로 고침 및 예약.

양파와 마늘을 작은 조각으로 자릅니다. 10분 동안 천천히 데치고 세라노 햄을 넣습니다. 5분간 더 볶습니다. 파프리카와 간 토마토를 넣고 물기가 없어질 때까지 볶습니다.

그린빈을 소스에 넣고 3분간 더 끓입니다. 소금을 조금 넣으십시오.

장난

세라노 햄은 초리조 대신 사용할 수 있습니다.

양고기 음식

재료

양고기 450g

녹두 200g

껍질을 벗긴 누에콩 150g

완두콩 150g

육수 2L

레드 와인 2dl

아티초크 하트 4개

마늘 3쪽

큰 토마토 2개

큰 감자 2개

피망 1개

빨간 피망 1개

양파 1개

올리브유

소금과 후추

동화

양고기를 자르고 양념하고 센 불에서 갈색을 냅니다. 철회 및 예약.

작게 자른 마늘과 양파를 같은 기름에 10분 동안 천천히 볶습니다. 간 토마토를 넣고 물이 완전히 증발할 때까지 끓입니다. 와인을 넣고 줄이십시오. 국물을 붓고 양고기를 넣고 50분 동안 또는 고기가 부드러워질 때까지 요리합니다. 계절.

별도로 다른 캐서롤에 깍둑썰기한 고추, 완두콩, 4등분으로 자른 아티초크, 끈 없이 8조각으로 자른 콩, 누에콩을 볶습니다. 양고기를 삶아낸 육수를 붓고 5분간 천천히 끓인다. 껍질을 벗기고 다진 감자를 넣습니다. 부드러워 질 때까지 요리하십시오. 양고기와 약간의 요리 국물을 추가하십시오.

장난

완두콩의 색깔이 회색으로 변하지 않도록 뚜껑을 덮지 않고 요리하십시오.

염소 치즈, 꿀, 카레를 곁들인 가지 밀푀유

재료

염소 치즈 200g

가지 1개

꿀

카레

밀가루

올리브유

소금

동화

가지를 얇게 자르고 흡수성 종이에 놓고 양면에 소금을 바르십시오. 20분 동안 그대로 둡니다. 여분의 소금, 밀가루를 제거하고 볶습니다.

치즈를 얇게 썬다. 가지와 치즈 층을 모으십시오. 160ºC에서 5분간 굽습니다.

접시에 담고 꿀 1티스푼과 가지 한 조각에 카레 한 꼬집을 넣습니다.

장난

가지를 자르고 소금에 절이면 모든 쓴맛이 제거됩니다.

화이트 아스파라거스와 훈제 연어 케이크

재료

통조림 아스파라거스 400g

훈제 연어 200g

크림 ½리터

계란 4개

밀가루

올리브유

소금과 후추

동화

고운 반죽이 될 때까지 모든 재료를 섞습니다. 아스파라거스의 실을 피하기 위해 긴장하십시오.

미리 기름을 바르고 밀가루를 뿌린 개별 틀에 붓습니다. 170ºC에서 20분간 굽습니다. 그것은 뜨겁거나 차가울 수 있습니다.

장난

완벽한 반주는 으깬 신선한 바질 잎으로 만든 마요네즈입니다.

스위트 머스타드 소스를 곁들인 모르실라 속을 채운 피킬로 고추

재료

크림 125ml

겨자 8큰술

설탕 2큰술

피킬로 고추 12개

피 소시지 2개

피니언

밀가루와 계란(코팅용)

올리브유

동화

블랙 푸딩을 부수고 뜨거운 프라이팬에서 한 줌의 잣과 함께 갈색으로 만듭니다. 식히고 고추를 채우십시오. 밀가루와 계란물을 묻혀 넉넉한 기름에 튀겨줍니다.

겨자와 설탕을 넣은 크림을 걸쭉해질 때까지 끓입니다. 매운 소스와 함께 고추를 제공하십시오.

장난

아주 뜨거운 기름에 고추를 조금씩 튀겨야 합니다.

아몬드 소스를 곁들인 엉겅퀴

재료

익힌 카르둔 900g

알갱이로 만든 아몬드 75g

밀가루 50g

버터 50g

닭육수 1리터

화이트 와인 1dl

크림 1dl

다진 신선한 파슬리 1큰술

마늘 2쪽

계란 노른자 2개

양파 1개

올리브유

소금과 후추

동화

아몬드와 밀가루를 버터에 3분간 천천히 볶습니다. 멈추지 않고 닭육수를 붓고 20분간 더 끓인다. 크림을 넣고 불을 끄고 계란 노른자를 멈추지 않고 넣습니다. 계절.

따로 작은 입방체로 자른 양파와 마늘을 기름에 볶습니다. 카르둔을 넣고 불을 높이고 와인을 적십니다. 완전히 줄이도록 합니다.

카르둔에 육수를 넣고 파슬리를 얹어 제공합니다.

장난

노른자가 섞이면 소스를 과열시키지 마세요. 그래야 노른자가 응결되지 않고 소스가 덩어리진 상태로 유지됩니다.

피스토

재료

잘 익은 토마토 4개

녹색 피망 2개

호박 2개

양파 2개

빨간 피망 1개

2-3 마늘 정향

설탕 1티스푼

올리브유

소금

동화

토마토를 데치고 껍질을 제거한 다음 입방체로 자릅니다. 양파와 호박도 껍질을 벗기고 자릅니다. 핍 고추를 청소하고 고기를 입방체로 자릅니다.

약간의 기름으로 마늘과 양파를 2분간 볶습니다. 고추를 넣고 5분간 더 볶는다. 호박을 넣고 몇 분 더 데칩니다. 마지막으로 토마토를 넣고 물기가 없어질 때까지 끓입니다. 설탕과 소금을 정류하고 끓입니다.

장난

통조림 분쇄 토마토 또는 좋은 토마토 소스를 사용할 수 있습니다.

야채 비네그레트를 곁들인 리크

재료

파 8개

마늘 2쪽

피망 1개

빨간 피망 1개

파 1개

오이 1개

기름 12큰술

식초 4큰술

소금과 후추

동화

고추, 파, 마늘, 오이를 잘게 썬다. 기름, 식초, 소금, 후추와 섞는다. 제거하다.

대파는 깨끗이 씻어 끓는 물에 15분간 데친다. 제거하고 말리고 각각 3 조각으로 자릅니다. 비네그레트를 곁들인 접시와 소스.

장난

토마토, 파, 케이퍼, 블랙 올리브 비네그레트를 만듭니다. 부추에 모짜렐라와 소스를 뿌립니다. 맛있는.

리크, 베이컨, 치즈 키시

재료

만체고 치즈 200g

크림 1리터

계란 8개

깨끗한 대파 6개

훈제 베이컨 1팩

냉동 퍼프 페이스트리 1팩

밀가루

올리브유

소금과 후추

동화

틀에 기름을 바르고 밀가루를 바르고 퍼프 페이스트리로 줄을 긋습니다. 부풀어 오르지 않도록 알루미늄 호일과 야채를 얹고 185ºC에서 15분간 굽습니다.

그 동안 잘게 썬 부추를 천천히 볶습니다. 잘게 썬 베이컨도 추가합니다.

휘핑한 달걀을 크림, 리크, 베이컨, 강판 치즈와 섞습니다. 소금과 후추로 간을 하고 이 혼합물을 퍼프 페이스트리 위에 올려 놓고 165ºC에서 45분 동안 또는 굳을 때까지 굽습니다.

장난

키시가 응고되었는지 확인하려면 가운데를 바늘로 찔러보세요. 건조하게 나오면 케이크가 다 익었다는 신호입니다.

프로방스 토마토

재료

빵가루 100g

토마토 4개

마늘 2쪽

파슬리

올리브유

소금과 후추

동화

마늘을 껍질을 벗기고 잘게 썰어 빵가루와 섞는다. 토마토를 반으로 자르고 씨를 제거합니다.

프라이팬에 기름을 두르고 토마토를 자른 면을 아래로 하여 넣습니다. 피부가 가장자리에서 올라오기 시작하면 뒤집습니다. 3분간 더 익힌 후 베이킹 접시에 담습니다.

같은 팬에 빵과 마늘 혼합물을 갈색으로 굽습니다. 다 구워지면 토마토 위에 뿌린다. 오븐을 180ºC로 예열하고 건조되지 않도록 주의하면서 10분간 굽습니다.

장난

일반적으로 고명으로 사용되지만 가볍게 구운 모짜렐라와 함께 메인 요리로도 사용됩니다.

속을 채운 양파

재료

다진 쇠고기 125g

베이컨 125g

토마토 소스 2큰술

빵가루 2큰술

큰 양파 4개

달걀 1개

올리브유

소금과 후추

동화

깍뚝썰기한 베이컨과 다진 고기를 소금과 후추로 볶다가 분홍빛이 사라질 때까지 볶습니다. 토마토를 넣고 1분간 더 끓입니다.

계란과 빵가루와 고기를 섞는다.

양파와 베이스의 첫 번째 레이어를 제거합니다. 15분 동안 물을 덮어 익힌다. 말리고 중앙을 제거하고 고기를 채 웁니다. 175ºC에서 15분간 굽습니다.

장난

모르네이 소스는 양파를 익힐 때 나오는 물을 우유의 절반으로 대체하여 만들 수 있습니다. 위에 소스와 그라탕.

호두를 곁들인 크림 버섯

재료

혼합 버섯 1kg

크림 250ml

브랜디 125ml

마늘 2쪽

호두

올리브유

소금과 후추

동화

캐서롤에 얇게 썬 마늘을 갈색으로 만듭니다. 열을 올리고 버섯을 넣고 청소하고 스트립으로 자릅니다. 3분 동안 볶습니다.

브랜디를 적시고 줄이십시오. 크림을 붓고 천천히 5분간 더 끓입니다. 절구에 호두 한 줌을 으깨서 위에 붓습니다.

장난

좋은 옵션은 재배 버섯과 탈수 버섯입니다.

토마토와 바질 케이크

재료

크림 ½리터

토마토 소스 8큰술(육수 및 소스 섹션 참조)

계란 4개

신선한 바질 잎 8장

밀가루

올리브유

소금과 후추

동화

균질한 반죽이 될 때까지 모든 재료를 섞습니다.

오븐을 170ºC로 예열합니다. 미리 밀가루와 기름칠을 한 개별 틀에 나눠 담고 20분 동안 굽습니다.

장난

다른 레시피에서 남은 토마토 소스를 활용하는 것은 훌륭한 옵션입니다.

치킨 카레를 곁들인 감자 스튜

재료

감자 1kg

닭육수 ½L

닭가슴살 2개

카레 1큰술

마늘 2쪽

토마토 2개

양파 1개

월계수잎 1장

올리브유

소금과 후추

동화

가슴을 중간 입방체로 자릅니다. 뜨거운 기름에 소금과 후추와 갈색. 테이크 아웃 및 예약.

작은 입방체로 자른 양파와 마늘을 같은 기름에 약한 불에서 10분 동안 볶습니다. 카레를 넣고 1분 더 볶습니다. 강판에 간 토마토를 넣고 불을 올려 토마토의 수분이 모두 없어질 때까지 끓입니다.

감자를 껍질을 벗기고 캐시하십시오. 소스에 넣고 3분간 조리합니다. 국물과 월계수 잎으로 목욕하십시오. 감자가 익을 때까지 약한 불로 끓이고 소금과 후추로 간을 합니다.

장난

약간의 국물과 감자 두 개를 꺼내서 퓌레가 될 때까지 포크로 으깨세요. 다시 스튜에 넣고 계속 저어주면서 1분간 끓인다. 이렇게 하면 밀가루 없이도 국물이 걸쭉해진다.

부드러운 계란

재료

계란 8개

구운 빵

소금과 후추

동화

차가운 물과 소금으로 덮인 냄비에 계란을 넣으십시오. 물이 살짝 끓을 때까지 끓입니다. 불에 3분간 둡니다.

계란을 제거하고 물과 얼음에서 식히십시오. 모자처럼 윗 껍질을 조심스럽게 부수십시오. 소금과 후추로 간을 하고 구운 브레드 스틱과 함께 제공합니다.

장난

처음 1분 동안 계란이 움직여 노른자가 중앙에 오도록 하는 것이 중요합니다.

감자의 중요성

재료

감자 1kg

생선 육수 ¾ l

화이트 와인 작은 잔 1잔

밀가루 1스푼

마늘 2쪽

양파 1개

밀가루와 계란(코팅용)

파슬리

올리브유

동화

감자를 껍질을 벗기고 너무 두껍지 않게 자릅니다. 밀가루와 계란을 통과하십시오. 튀김과 예약.

따로, 양파와 마늘을 작은 조각으로 쪼갠다. 밀가루 한 스푼을 넣고 볶고 와인으로 목욕하십시오. 거의 마를 때까지 줄이고 육수로 적셔줍니다. 약한 불에서 15분간 끓인다. 소금으로 간을 하고 파슬리를 넣습니다.

소스에 감자를 넣고 부드러워질 때까지 요리합니다.

장난

아귀 몇 조각이나 대구와 새우를 추가할 수 있습니다.

볼레투스를 곁들인 몰레 계란

재료

계란 8개

말린 boletus 150g

버터 50g

밀가루 50g

스위트 와인 1dl

마늘 2쪽

육두구

식초

기름

소금과 후추

동화

뜨거운 물 1L에 boletus를 약 1시간 동안 수분을 공급합니다. 한편, 끓는 물에 소금과 식초를 넣고 5분 동안 달걀을 익혀주세요. 얼음물에서 즉시 제거하고 새로 고칩니다. 조심스럽게 껍질을 벗기십시오.

boletus를 긴장시키고 물을 비축하십시오. 마늘을 조각으로 자르고 기름에 살짝 볶습니다. boletus를 추가하고 센 불에서 2분 동안 요리합니다. 소금과 후추로 간을 하고 단맛이 줄어들고 소스가 마를 때까지 스위트 와인으로 목욕합니다.

냄비에 밀가루와 함께 버터를 녹입니다. 약불에서 5분 동안 계속 저으면서 볶습니다. boletus의 수화에서 물을 따르십시오. 약불에서 15분 동안 계속 저으면서 끓입니다. 간을 하고 육두구를 추가합니다.

베이스에 boletus를 놓고 계란을 얹고 소스를 얹어 장식합니다.

장난

몰레 알은 응고된 흰자와 흐르는 노른자와 함께 남겨져야 합니다.

감자 팔과 흰색

재료

감자 1kg

뼈나 껍질을 제거한 호미 600g

토마토 소스 4큰술

큰 양파 1개

마늘 2쪽

월계수잎 1장

브랜디

올리브유

소금과 후추

동화

감자는 껍질을 벗기고 4등분하여 소금물에 30분간 삶는다. 배수하고 밀을 통과시킵니다. 퓌레를 투명 필름에 펴 바르고 보관합니다.

양파와 마늘을 잘게 썬다. 중불에서 5분간 볶은 후 월계수 잎과 잘게 다져 양념한 휘팅을 넣습니다. 휘젓는 것을 멈추지 않고 5 분 더 볶고 브랜디를 뿌린 다음 줄입니다. 토마토 소스를 넣고 1분 더 끓입니다. 식히자.

감자 베이스에 휘팅을 뿌리고 스위스 롤 모양으로 싸서 서빙할 때까지 냉장고에 보관합니다.

장난

신선하거나 냉동된 모든 생선으로 만들 수 있습니다. 핑크 소스나 아이올리를 곁들여 보세요.

조리된 오믈렛(ROPA VIEJA)

재료

블랙 푸딩 125g

암탉 또는 닭고기 100g

양배추 60g

베이컨 60g

파프리카 1티스푼

마늘 3쪽

블랙 푸딩 1개

소시지 1개

양파 1개

올리브 오일 2큰술

소금

동화

양파와 마늘을 작은 조각으로 자릅니다. 약한 불에서 10분간 볶는다. 찌개 고기와 양배추를 잘게 다져 양파에 넣는다. 고기가 황금빛 갈색이 되고 구워질 때까지 중불로 요리합니다.

계란을 치고 고기에 추가하십시오. 소금을 수정하십시오.

프라이팬을 아주 잘 달군 후 기름을 두르고 토르티야를 앞뒤로 노릇하게 굽는다.

장난

좋은 커민 토마토 소스와 함께.

훈제 연어, 베이컨, 가지로 속을 채운 감자

재료

중간 감자 4개

베이컨 250g

파마산 치즈 150g

훈제 연어 200g

크림 ½리터

가지 1개

올리브유

소금과 후추

동화

감자를 잘 씻고 중불에서 껍질을 벗기고 부드러워질 때까지 25분 동안 익힙니다. 배수하고 반으로 자르고 비우고 가벼운 층을 남깁니다. 전체 감자를 예약하고 물기를 빼십시오.

뜨거운 팬에 얇은 조각으로 자른 베이컨을 갈색으로 굽습니다. 철회 및 예약. 작은 입방체로 자른 가지를 같은 기름에 15분 동안 또는 부드러워질 때까지 볶습니다.

감자, 데친 가지, 베이컨, 조각으로 자른 연어, 파마산 치즈, 크림을 캐서롤에 넣습니다. 중불에서 5분간 끓이고 계절을 맞춥니다.

이전 혼합물로 감자를 채우고 180ºC에서 노릇해질 때까지 오 그라탕을 요리합니다.

장난

같은 충전재로 가지를 만들 수 있습니다.

감자와 치즈 크로켓

재료

감자 500g

갈은 파마산 치즈 150g

버터 50g

밀가루, 계란, 빵가루(코팅용)

계란 노른자 2개

육두구

소금과 후추

동화

감자는 껍질을 벗기고 4등분하여 중불에서 물과 소금을 넣고 30분 동안 익힙니다. 밀을 배수하고 통과하십시오. 뜨거운 버터, 달걀 노른자, 소금, 후추, 육두구, 파마산 치즈를 넣습니다. 식히자.

고로케처럼 공을 만들어 밀가루, 달걀물, 빵가루에 묻힙니다. 황금빛 갈색이 될 때까지 풍부한 기름에 볶습니다.

장난

코팅하기 전에 크로켓 중앙에 토마토 소스 1티스푼과 이미 익힌 신선한 소시지 한 조각을 넣습니다. 그것들은 맛있다.

좋은 감자 튀김

재료

레이트 또는 세미 레이트 감자(사워 품종 또는 모나리자) 1kg

올리브 오일 1리터

소금

동화

감자를 껍질을 벗기고 일반 막대기로 자릅니다. 완전히 투명해질 때까지 찬물에 충분히 씻으십시오. 잘 말리십시오.

약 150ºC의 중불로 프라이팬에 기름을 두릅니다. 약간 거품이 나기 시작하면 계속해서 감자를 넣고 부서지지 않도록 조심하면서 매우 부드러워질 때까지 요리합니다.

매우 뜨거운 기름으로 열을 최대로 높이고 다른 배치에 감자를 넣고 슬롯 형 스푼으로 저어줍니다. 노릇노릇하고 바삭해질 때까지 볶습니다. 여분의 기름과 소금을 제거하고 배출하십시오.

장난

두 오일 온도 모두 중요합니다. 이로 인해 내부는 매우 부드럽고 외부는 바삭합니다. 마지막에 소금을 넣으십시오.

피렌체 계란

재료

계란 8개

시금치 800g

절인 햄 150g

마늘 1쪽

베샤멜 소스(육수 및 소스 섹션 참조)

소금

동화

끓는 소금물에 시금치를 5분간 삶는다. 새로 고침하고 짜서 물을 모두 잃습니다. 잘게 자르고 예약하십시오.

마늘을 다지고 중불에서 1분간 볶는다. 다진 햄을 넣고 1분간 더 조리합니다. 불을 올리고 시금치를 넣고 5분간 더 끓입니다. 그런 다음 4개의 항아리에 시금치를 분배합니다.

시금치 위에 깨뜨린 계란 2개를 붓습니다. 베샤멜 소스로 간을 하고 170ºC에서 8분간 굽습니다.

장난

시금치로 만든 정교함은 피렌체라고 불립니다.

아귀와 새우를 곁들인 감자 스튜

재료

감자 4개

깨끗한 뼈없는 아귀 300g

껍질을 벗긴 새우 250g

생선 육수 ½ l

화이트 와인 1잔

초리세로 고추 과육 1큰술

파프리카 1티스푼

사프란 가닥 8개

구운 빵 3조각

마늘 2쪽

양파 1개

올리브유

소금과 후추

동화

양파와 잘게 썬 마늘을 약불에서 10분간 볶는다. 빵과 갈색 조각을 추가하십시오. 사프란, 파프리카, 초리조 고추를 넣습니다. 소테 2분

감자를 캐셔 소스에 넣습니다. 소테 3분 와인에 물을 부어 완전히 졸이도록 합니다.

국물을 넣고 감자가 거의 익을 때까지 약한 불로 끓입니다. 조각으로 자른 아귀와 껍질을 벗긴 새우를 넣습니다. 간을 하고 2분 더 끓입니다. 불을 끄고 5분 동안 그대로 둡니다.

장난

캐싱 감자는 실제로 완전히 자르지 않고 균일한 조각으로 찢는 것을 의미합니다. 이것은 국물을 두껍게 만듭니다.

플라멩코 스타일 계란

재료

계란 8개

토마토 소스 200g

작은 피킬로 고추 1캔

익힌 완두콩 4큰술

세라노 햄 4조각

두꺼운 초리소 슬라이스 4장

통조림 아스파라거스 4개

동화

토마토 소스를 4개의 점토 냄비에 나눕니다. 깨진 계란 2개를 각각 넣고 완두콩, 초리조, 햄을 잘게 썰고 피망과 아스파라거스는 채썰어 각각 다른 작은 더미에 뿌립니다.

계란이 약간 굳을 때까지 190ºC에서 굽습니다.

장난

소시지와 신선한 소시지로도 만들 수 있습니다.

토르티야 파이사나

재료

계란 6개

큰 감자 3개

익힌 완두콩 25g

초리조 25g

세라노 햄 25g

피망 1개

빨간 피망 1개

양파 1개

올리브유

소금과 후추

동화

양파와 고추를 작은 조각으로 자릅니다. 껍질을 벗긴 감자를 아주 얇게 썬다. 중불에서 양파와 고추로 감자를 볶습니다.

작은 입방체로 자른 초리 조와 햄을 볶습니다. 양파와 고추로 감자를 배수하십시오. 초리조와 햄을 합친다. 완두콩을 추가합니다.

계란을 풀고 소금과 후추로 간을 한 다음 감자 및 나머지 재료와 합칩니다. 중간 프라이팬을 잘 가열하고 이전 혼합물을 추가하고 양쪽에 응고하십시오.

장난

남은 열로 완성되기 때문에 약간 뭉쳐야 합니다. 그렇게하면 더 맛있을 것입니다.

소시지와 머스타드를 곁들인 구운 계란

재료

계란 8개

훈제 독일 소시지 2개

머스터드 5큰술

크림 4큰술

작은 오이 2개

소금과 후추

동화

잘게 썬 작은 오이를 겨자와 크림과 섞습니다.

4개의 항아리 바닥에 있는 소시지를 잘게 썬다. 머스타드 소스를 붓고 계란 2개를 풀어줍니다. 계절.

달걀 흰자가 굳을 때까지 180ºC에서 굽습니다.

장난

겨자와 크림 혼합물에 강판에 간 파마산 치즈 2큰술과 신선한 백리향 몇 가지를 추가합니다.

소스에 감자 오믈렛

재료

큰 달걀 7개

튀길 감자 800g

화이트 와인 1dl

닭고기 국물 ¼리터

신선한 파슬리 1큰술

파프리카 1티스푼

밀가루 1티스푼

마늘 3쪽

버 진 올 리 브 오 일

소금

동화

마늘은 잘게 다져 중불에서 3분간 너무 갈변하지 않게 볶는다. 밀가루를 넣고 2분간 볶는다. 파프리카를 넣고 5초 동안 볶습니다. 와인을 넣고 완전히 졸입니다. 육수를 넣고 약한 불에서 10분 동안 가끔 저어가며 끓입니다. 소금으로 간을 하고 파슬리를 뿌린다.

감자 껍질을 벗기십시오. 세로로 4분의 1로 자르고 다시 얇은 조각으로 자릅니다. 부드럽고 가볍게 황금색이 될 때까지 볶습니다.

계란을 풀고 소금으로 간을 합니다. 감자의 물기를 잘 빼고 풀어놓은 계란에 넣어줍니다. 소금을 수정하십시오.

프라이팬을 달구고 감자를 튀길 때 기름 3큰술을 두르고 계란과 감자 혼합물을 넣습니다. 센 불에서 15초 동안 저어줍니다. 접시로 뒤집습니다. 팬을 다시 가열하고 감자를 튀기면서 기름 2큰술을 더 추가합니다. 토르티야를 넣고 센 불에서 15초간 갈색을 냅니다. 소금으로 간을 하고 약한 불에서 5분간 끓인다.

장난

이러한 유형의 조리법에는 스튜나 밥에서 남은 국물을 활용할 수 있습니다.

푸루살다

재료

감자 1kg

탈염 대구 200g

화이트 와인 100ml

중간 부추 3개

큰 양파 1개

동화

찬물 1L에 대구를 5분 동안 익힌다. 대구를 제거하고 부서지고 뼈를 제거하십시오. 요리 물을 예약하십시오.

양파를 줄리아나로 자르고 캐서롤에 넣고 약한 불에서 약 20분 동안 볶습니다. 부추를 두껍게 썰어 양파에 넣습니다. 10분 더 끓입니다.

감자를 캐셔(절단하지 않고 찢음)하여 리크를 데칠 때 스튜에 추가합니다. 감자를 약간 볶고 불을 높이며 화이트 와인을 적셔줍니다. 줄이십시오.

스튜를 대구를 익힌 물로 목욕시키고 소금으로 간을 한 다음(약간 싱거워야 함) 감자가 부드러워질 때까지 요리합니다. 대구를 넣고 1분 더 끓입니다. 소금으로 간을 하고 뚜껑을 덮어 5분간 둡니다.

장난

이 스튜를 크림으로 만드십시오. 부수고 긴장시키는 것이 필요합니다. 맛있는.

구운 감자

재료

감자 500g

화이트 와인 1잔

작은 양파 1개

피망 1개

올리브유

소금

동화

감자를 껍질을 벗기고 얇게 자릅니다. 양파와 후추를 줄리엔 조각으로 자릅니다. 베이킹 트레이에 올려 놓으십시오. 소금과 기름으로 잘 닦으십시오. 모든 것이 잘 스며들도록 저어주고 알루미늄 호일로 덮습니다.

160ºC에서 1시간 동안 굽습니다. 꺼내서 종이를 제거하고 와인 한 잔으로 목욕하십시오.

200ºC에서 15분간 더 굽습니다.

장난

와인을 물 ½컵, 식초 ½컵, 설탕 2큰술로 대체할 수 있습니다.

버섯 스크램블

재료

계란 8개

버섯 500g, 깨끗이 씻어 얇게 썬다

큐브 형태의 세라노 햄 100g

구운 빵 8조각

마늘 2쪽

올리브유

동화

마늘을 조각으로 자르고 다진 햄과 함께 색이 변하지 않도록 살짝 갈색이 되도록 볶습니다. 불을 높이고 깨끗이 씻은 표고버섯을 넣고 2분간 볶는다.

풀어 놓은 계란을 넣고 약간 뭉쳐지고 폭신해질 때까지 계속 저어줍니다.

장난

소금은 세라노 햄에서 제공하기 때문에 넣지 않아도 됩니다.

멸치와 올리브를 곁들인 계란 요리

재료

계란 8개

토마토 500g

씨를 제거한 블랙 올리브 40g

멸치 12마리

케이퍼 10개

마늘 3쪽

파 1개

오레가노

설탕

올리브유

소금

동화

마늘과 파를 잘게 썬다. 약한 불에서 10분간 볶는다.

껍질을 벗기고 씨를 뿌리고 토마토를 작은 입방체로 자릅니다. 마늘과 양파 소스에 추가하십시오. 열을 높이고 토마토가 물을 모두 잃을 때까지 요리하십시오. 소금과 설탕을 정류하십시오.

점토 냄비에 토마토를 배포하십시오. 깨뜨린 계란 2개를 넣고 나머지 다진 재료를 올려줍니다. 달걀 흰자가 굳을 때까지 180ºC에서 굽습니다.

장난

토마토를 사용하는 레시피에 설탕을 추가하는 것은 그것이 제공하는 산도의 균형을 맞추는 것입니다.

베이컨과 파마산 치즈를 곁들인 크림의 감자

재료

감자 1kg

베이컨 250g

파마산 치즈 150g

크림 300ml

양파 3개

육두구

올리브유

소금과 후추

동화

그릇에 크림과 치즈, 소금, 후추, 육두구를 섞습니다.

감자와 양파를 껍질을 벗기고 얇게 썬다. 팬에 부드러워질 때까지 볶습니다. 배수 및 시즌.

별도로 스트립으로 자른 베이컨을 갈색으로 만들고 감자와 함께 팬에 추가합니다.

감자를 접시에 담고 크림 혼합물로 덮은 다음 175ºC에서 그라탕이 올라올 때까지 굽습니다.

장난

이 레시피는 감자를 데치지 않고도 만들 수 있습니다. 150ºC에서 1시간 동안 굽기만 하면 됩니다.

삶은 계란

재료

계란 8개

소금

동화

끓는 물부터 달걀을 11분간 익혀주세요.

물과 얼음으로 식히고 껍질을 벗긴다.

장난

껍질을 쉽게 벗기려면 끓는 물에 소금을 듬뿍 넣고 식힌 후 바로 껍질을 벗긴다.

주름진 감자

재료

작은 감자 1kg

굵은소금 500g

동화

부드러워 질 때까지 소금물에 감자를 요리하십시오. 여분의 물 손가락으로 완전히 덮어야 합니다. 감자를 배수하십시오.

같은 냄비에 (씻지 않고) 감자를 다시 넣고 약불에 올려 마를 때까지 조심스럽게 저어줍니다. 그때 각 감자에 작은 소금 층이 생성되고 감자에 주름이 생깁니다.

장난

그들은 소금에 절인 생선에 완벽한 반주입니다. 페스토를 드셔보세요.

버섯, 새우, 트리게로스를 곁들인 데친 계란

재료

계란 8개

신선한 버섯 300g

새우 100g

육수 250ml

페드로 히메네즈 2큰술

밀가루 1티스푼

야생 아스파라거스 1단

올리브유

식초 1dl

소금과 후추

동화

끓는 물에 소금과 식초를 살짝 뿌린 계란을 데칩니다. 불을 끄고 캐서롤을 덮고 3~4분 기다립니다. 흰자는 익혀야 하고 노른자는 액체 상태여야 합니다. 제거하고 물기를 제거하고 양념하십시오.

아스파라거스는 깨끗이 씻어 길이로 반 잘라주세요. 고열, 소금 및 예비로 프라이팬에서 갈색으로 만듭니다. 껍질을 벗기고 양념한 새우를 같은 기름에 매우 센 불에서 30초 동안 볶습니다. 철회하다.

얇게 썬 버섯을 같은 팬에 센 불로 1분 동안 갈색으로 만들고 밀가루를 넣고 1분 더 볶습니다. 줄어들고 마를 때까지 Pedro Ximénez로 적십니다. 소금에 절인 국물로 목욕하고 끓입니다.

아스파라거스, 새우, 버섯을 접시에 담고 계란을 얹습니다. Pedro Ximénez 소스로 간을 합니다.

장난

부피가 절반이 될 때까지 로즈마리 1가지로 국물을 끓입니다.

초리조와 피망을 곁들인 감자 스크램블

재료

계란 6개

다진 초리조 120g

감자 4개

이탈리안 피망 2개

마늘 2쪽

파 1개

올리브유

소금과 후추

동화

감자를 껍질을 벗기고 씻어서 중간 입방체로 자릅니다. 물이 깨끗해질 때까지 잘 씻으십시오. 청양고추와 청양고추를 채썰어주세요.

뜨거운 기름에 감자를 튀기고 반쯤 볶다가 고추와 파를 넣고 야채가 노릇노릇하고 부드러워질 때까지 볶습니다.

감자, 파, 고추의 물기를 빼주세요. 다진 초리소가 갈색이 되도록 팬에 약간의 기름만 두세요. 골파와 고추와 함께 감자를 다시 추가합니다.

깨뜨린 계란을 넣고 가볍게 굳을 때까지 저어줍니다. 소금과 후추를 수정하십시오.

장난

초리소를 블랙 푸딩, 치스토라, 심지어 부티파라로 대체할 수 있습니다.

불쌍한 감자

재료

감자 1kg

마늘 3쪽

작은 녹색 피망 1개

작은 빨간 피망 1개

작은 양파 1개

신선한 파슬리

올리브유

식초 4큰술

소금

동화

파슬리, 식초, 물 4큰술과 함께 마늘을 으깬다.

오믈렛처럼 감자를 껍질을 벗기고 자릅니다. 뜨거운 기름을 넉넉히 두르고 튀기고 양파와 피망을 반으로 가늘게 채 썬다. 살짝 황금색이 될 때까지 계속 볶습니다.

감자, 양파, 고추를 제거하고 물기를 뺍니다. 으깬 마늘과 식초를 넣습니다. 약동하고 소금.

장난

모든 종류의 육류, 특히 양고기나 돼지고기와 같은 지방이 많은 육류에 완벽한 고명입니다.

수란 대공

재료

계란 8개

파마산 치즈 125g

버터 30g

밀가루 30g

우유 ½리터

구운 빵 4조각

육두구

식초

소금과 후추

동화

밀가루를 버터에 약불로 5분간 볶은 후 계속 저어가는 우유를 넣고 5분간 더 익혀 베샤멜 소스를 만듭니다. 소금, 후추, 육두구를 정류하십시오.

끓는 물에 소금과 식초를 살짝 뿌린 계란을 데칩니다. 불을 끄고 캐서롤을 덮고 3~4분 기다립니다. 꺼내서 배수하십시오.

구운 빵 위에 수란을 올리고 베샤멜 소스를 뿌린다. 강판에 간 파마산 치즈를 뿌리고 오븐에 굽습니다.

장난

물이 끓으면 거품기로 휘젓고 바로 계란을 넣습니다. 따라서 둥글고 완벽한 모양이 얻어집니다.

갈비뼈가 있는 감자

재료

큰 감자 3개

양념돼지갈비 1kg

토마토 소스 4큰술

마늘 2쪽

월계수잎 1장

피망 1개

빨간 피망 1개

양파 1개

올리브유

소금

동화

매우 뜨거운 냄비에 갈비뼈를 갈라 갈색으로 굽습니다. 테이크 아웃 및 예약.

같은 기름에 중간 크기로 자른 고추, 마늘, 양파를 볶습니다. 야채가 부드러워지면 토마토소스를 넣고 다시 갈비를 넣어줍니다. 약동하고 물로 플러시를 덮으십시오. 월계수 잎을 넣고 거의 부드러워질 때까지 약한 불로 끓입니다.

그런 다음 캐시 감자를 추가하십시오. 소금으로 간을 하고 감자가 부드러워질 때까지 계속 요리합니다.

장난

감자를 캐싱한다는 것은 감자를 실제로 완전히 자르지 않고 칼로 부수는 것을 의미합니다. 이것은 감자가 전분을 방출하고 국물이 더 풍부하고 걸쭉해지는 방법입니다.

빵가루를 입힌 계란 프라이

재료

계란 8개

버터 70g

밀가루 70g

밀가루, 계란, 빵가루(코팅용)

우유 ½리터

육두구

올리브유

소금과 후추

동화

프라이팬을 올리브 오일로 가열하고 노른자를 생으로 또는 거의 익지 않은 상태로 계란을 볶습니다. 여분의 기름을 제거하고 소금을 제거하고 제거하십시오.

녹인 버터에 밀가루를 5분간 볶아 베샤멜 소스를 만든다. 계속 저어주면서 우유를 넣고 중불에서 10분간 끓입니다. 육두구로 계절과 계절.

달걀의 모든 면을 베샤멜로 조심스럽게 덮으세요. 냉장고에서 식히십시오.

달걀을 밀가루, 풀어놓은 달걀, 빵가루에 담그고 뜨거운 기름에 노릇노릇해질 때까지 튀깁니다.

장난

계란이 신선할수록 튀길 때 덜 튀게 됩니다. 이렇게 하려면 튀기기 15분 전에 냉장고에서 꺼내십시오.

헤이즐넛 감자

재료

감자 750g

버터 25g

다진 신선한 파슬리 1티스푼

올리브 오일 2큰술

소금과 후추

동화

감자 껍질을 벗기고 펀치로 공을 제거하십시오. 차가운 물과 소금으로 냄비에서 요리하십시오. 처음 끓으면 30초 정도 기다렸다가 물기를 뺀다.

팬에 기름과 함께 버터를 녹입니다. 건조하고 물기를 뺀 감자를 넣고 감자가 황금빛 갈색이 되고 내부가 부드러워질 때까지 중약불로 조리합니다. 소금, 후추로 간을 하고 파슬리를 넣습니다.

장난

그들은 또한 175ºC의 오븐에서 만들 수 있으며 부드럽고 황금색이 될 때까지 때때로 저어줍니다.

몰레 알

재료

계란 8개

소금

식초

동화

끓는 물에 소금과 식초를 넣고 5분간 계란을 익혀주세요. 얼음물에 바로 꺼내어 찬물에 헹구고 조심스럽게 껍질을 벗깁니다.

장난

삶은 계란 껍질을 쉽게 벗기려면 물에 소금을 많이 넣으세요.

감자 리오자나 스타일

재료

큰 감자 2개

초리세로 또는 뇨라 페퍼 펄프 1티스푼

마늘 2쪽

아스투리아스 초리조 1개

피망 1개

월계수잎 1장

양파 1개

피망

올리브 오일 4큰술

소금

동화

다진 마늘을 기름에 2분간 볶는다. 채 썬 양파와 후추를 넣고 중불에서 25분간 볶습니다(캐러멜라이즈한 것과 같은 색이어야 함). 초리 조 고추 티스푼을 넣으십시오.

다진 초리조를 넣고 5분간 더 볶습니다. 캐시라다 감자를 넣고 계속 저어주면서 10분 더 끓입니다. 소금으로 간을 합니다.

파프리카를 넣고 물로 덮습니다. 감자가 익을 때까지 아주 약한 불에서 월계수잎과 함께 익혀주세요.

장난

남은 것으로 크림을 만들 수 있습니다. 화려한 애피타이저입니다.

오징어를 곁들인 감자

재료

큰 감자 3개

오징어 1kg

마늘 3쪽

완두콩 1캔

큰 양파 1개

생선 재고

신선한 파슬리

올리브유

소금

동화

양파, 마늘, 파슬리를 작은 조각으로 자릅니다. 중불에서 냄비에 모든 것을 볶습니다.

야채가 익으면 불을 최대로 올려 중간크기로 자른 오징어를 5분간 볶는다. 생선 육수(또는 찬물)로 덮고 오징어가 부드러워질 때까지 요리합니다. 소금으로 간을 하고 껍질을 벗긴 카셀라다 감자와 완두콩을 넣습니다.

불을 낮추고 감자가 익을 때까지 끓입니다. 소금으로 간을 하고 뜨겁게 서빙하십시오.

장난

매우 높은 열로 오징어를 튀기는 것이 매우 중요합니다. 그렇지 않으면 단단하고 육즙이 많지 않습니다.

갈릭 새우 오믈렛

재료

계란 8개

껍질을 벗긴 새우 350g

마늘 4쪽

카이엔 1개

올리브유

소금

동화

마늘을 조각으로 자르고 카이엔과 함께 가볍게 갈색으로 만듭니다.
새우를 넣고 소금을 넣고 불에서 내립니다. 새우, 마늘, 카이엔의 물기를 뺀다.

마늘 기름으로 팬을 잘 가열하십시오. 계란을 치고 양념하십시오.
새우와 마늘을 넣고 돌돌 말아 살짝 뭉쳐줍니다.

장난

토르티야가 팬에 달라붙지 않도록 기름을 넣기 전에 충분히 가열합니다.

대구 조림 감자

재료

감자 1kg

탈염 대구 500g

연기 1리터

마늘 2쪽

피망 1개

빨간 피망 1개

양파 1개

다진 신선한 파슬리

올리브유

소금

동화

양파, 마늘, 고추를 잘게 썬다. 약불에서 15분 동안 야채를 볶습니다.

카셀라다 감자(잘라낸 것이 아니라 찢어진 것)를 넣고 5분 더 볶습니다.

fumet으로 소금을 넣고 목욕하고 감자가 거의 준비 될 때까지 요리하십시오. 그런 다음 대구와 파슬리를 넣고 5분간 조리합니다. 소금으로 간을 하고 뜨겁게 서빙하십시오.

장난

퓨멧 전에 작은 화이트 와인 1잔과 카이엔 고추 두 개를 추가할 수 있습니다.

으깬 감자

재료

감자 400g

버터 100g

우유 200ml

월계수잎 1장

육두구

소금과 후추

동화

씻어서 자른 감자를 월계수 잎과 함께 중불에서 부드러워질 때까지 요리합니다. 감자의 물기를 빼고 감자 분쇄기에 통과시킵니다.

우유에 버터, 육두구, 소금, 후추를 넣고 끓입니다.

감자 위에 우유를 붓고 거품기로 치십시오. 필요한 경우 누락된 부분을 수정하십시오.

장난

간 파마산 치즈 100g을 넣고 거품기로 치십시오. 결과는 맛있습니다.

모르실라 콩 오믈렛

재료

계란 8개

누에콩 400g

피 소시지 150g

마늘 1쪽

양파 1개

올리브유

소금

동화

누에콩은 끓는 물에 약간의 소금을 넣고 부드러워질 때까지 삶습니다. 체에 걸러 찬물과 얼음으로 상쾌하게 하십시오.

양파와 마늘을 잘게 썬다. 검은 푸딩이 깨지지 않도록 주의하면서 약한 불에서 10분간 볶습니다. 누에콩을 넣고 2분 더 끓입니다.

계란과 소금을 치십시오. 매우 뜨거운 프라이팬에 누에콩과 응고물을 추가합니다.

장난

더 멋진 요리를 만들려면 식힌 직후 각 잠두에서 껍질을 제거하십시오. 그것은 더 미세한 질감을 가질 것입니다.

Garlic Garls와 TRIGUEROS의 스크램블

재료

계란 8개

마늘 새싹 100g

구운 빵 8조각

야생 아스파라거스 8개

마늘 2쪽

올리브유

소금과 후추

동화

마늘 새싹과 껍질을 벗긴 아스파라거스를 잘게 썬다. 마늘을 조각으로 자르고 마늘 새싹과 아스파라거스와 함께 가볍게 갈색으로 만듭니다. 계절.

가볍게 응고 될 때까지 계속 저어 주면서 풀어 놓은 계란을 추가하십시오. 구운 빵 조각에 스크램블 에그를 제공합니다.

장난

계란은 중간 열에 중탕 마리에 그릇에 담아 계속 저어 만들 수도 있습니다. 그들은 꿀 같은 질감으로 남을 것입니다.

NÍSCALE로 끓인 감자

재료

큰 감자 6개

살구 500g

스위트 파프리카 1스푼

마늘 1쪽

양파 1개

½ 피망

½ 빨간 피망

뜨거운 파프리카

고기 국물 (덮는 데 필요한 것)

동화

약한 불에서 30분 동안 야채를 작은 조각으로 볶습니다. 캐시라다 감자(잘라낸 것이 아니라 찢어진 것)를 넣고 5분 동안 볶습니다. 줄기 없이 4등분으로 자른 깨끗한 살구류를 추가합니다.

3분 동안 볶고 달콤한 파프리카와 약간의 매운맛을 추가합니다. 국물을 덮고 소금으로 간을 합니다(약간 싱거워야 함). 약한 불로 끓이고 소금으로 간을 합니다.

장난

약간의 국물과 함께 삶은 감자 두 개를 제거하고 으깬 다음 스튜에 다시 추가하여 소스가 두껍게 만듭니다.

볼레투스와 새우 오믈렛

재료

계란 8개

깨끗한 boletus 400g

새우 150g

마늘 3쪽

올리브 오일 2큰술

소금과 후추

동화

마늘을 잘게 다져 프라이팬에 중불로 살짝 볶는다.

boletus를 깍둑썰기하고 열을 올리고 팬에 마늘을 넣습니다. 3분 조리 껍질을 벗기고 양념한 새우를 넣고 1분간 더 볶는다.

계란을 치고 소금을 치십시오. boletus와 새우를 추가합니다.
프라이팬을 달구고 기름 2큰술을 두르고 토르티야를 앞뒤로 노릇하게 굽는다.

장난

모든 재료가 뭉쳐지면 트러플 오일을 한방울 떨어뜨립니다. 기쁨.

계란 그라탕

재료

계란 8개

파마산 치즈 125g

세라노 햄 8조각

구운 빵 8조각

베샤멜 소스(육수 및 소스 섹션 참조)

식초

소금과 후추

동화

끓는 물에 소금과 식초를 살짝 뿌린 계란을 데칩니다. 불을 끄고 캐서롤을 덮고 3~4분 기다립니다. 제거하고 물과 얼음으로 새로 고칩니다. 슬롯 형 스푼으로 제거하고 키친 페이퍼에 놓으십시오.

세라노 햄을 4개의 캐서롤로 나눕니다. 그 위에 계란을 올리고 베샤멜 소스를 뿌린 다음 간 파마산 치즈를 뿌립니다. 치즈가 황금색이 될 때까지 그라탕을 합니다.

장난

훈제 베이컨과 소브라사다로도 만들 수 있습니다.

호박과 토마토 오믈렛

재료

계란 8개

토마토 2개

호박 1개

양파 1개

올리브유

소금

동화

양파를 얇게 채썰고 약불에서 10분간 볶는다.

호박과 토마토를 조각으로 자르고 매우 뜨거운 팬에서 갈색으로 만듭니다. 황금색이 되면 호박과 토마토를 얇게 자릅니다. 양파와 결합하고 소금으로 맛을 낸다.

계란을 치고 야채와 결합하십시오. 소금을 수정하십시오. 프라이팬을 잘 달군 후 토르티야를 프라이팬 전면에 대고 반 응고시킨 후 굴려주세요.

장난

잘게 썬 가지와 베샤멜을 반주로 만들어 보세요.

TORREZNOS를 곁들인 REVOLCONAS 감자

재료

감자 400g

파프리카 1큰술

Torreznos용 절인 베이컨 2조각

마늘 2쪽

지상 카이엔

올리브유

소금

동화

감자가 매우 부드러워질 때까지 캐서롤에서 껍질을 벗기고 요리합니다. 요리 물을 예약하십시오.

한편, 잘게 썬 베이컨 고기를 기름을 거의 사용하지 않는 약한 불에서 10분 동안 또는 바삭해질 때까지 볶습니다. 토레즈노스를 제거합니다.

작은 조각으로 자른 마늘을 같은 지방에 볶습니다. 파프리카도 볶은 다음 감자 캐서롤에 넣습니다. 약간의 소금과 고춧가루를 약간 넣습니다.

막대 몇 개로 으깨고 필요한 경우 감자 요리에서 나온 국물로 목욕하십시오.

장난

감자는 항상 찬물에 삶아야 딱딱해지거나 부드러워지는 데 시간이 오래 걸리지 않습니다.

버섯과 파마산 오믈렛

재료

계란 8개

얇게 썬 버섯 300g

갈은 파마산 치즈 150g

마늘 4쪽

카이엔 1개

올리브유

소금

동화

마늘을 조각으로 자르고 카이엔과 함께 가볍게 갈색으로 만듭니다. 센 불에 버섯을 넣고 소금을 넣고 2분간 볶습니다. 불에서 제거하십시오. 버섯, 마늘, 카이엔을 물기를 빼십시오.

마늘 기름으로 팬을 잘 가열하십시오. 계란을 푼 후 간을 하고 버섯, 갈은 파마산 치즈, 마늘을 넣습니다. 토르티야를 약간 말아서 굴립니다.

장난

커민으로 맛을 낸 좋은 토마토 소스를 곁들입니다.

수플레 감자

재료

같은 크기의 감자 1kg

올리브 오일 2리터

소금

동화

직사각형 모양이 될 때까지 감자를 껍질을 벗기고 네모지게 깎습니다.
만돌린으로 감자를 얇게 썰고 두께를 약 4mm로 유지합니다.
키친타올에 올려놓고(물에 담가두지 마세요) 잘 말려주세요.

냄비에 기름을 약 150ºC의 온도로 가열합니다(지속적으로 거품이 나기 시작함). 감자를 여러 배치로 나누어 넣고 캐서롤을 원형으로 조심스럽게 저어줍니다. 12분 동안 또는 표면으로 떠오르기 시작할 때까지 데칩니다. 흡수 종이에 제거하고 보관하십시오.

약간 연기가 나기 시작할 때까지 열을 최대로 높이고 슬롯 형 스푼으로 저으면서 감자를 배치로 다시 추가합니다. 이때 그들은 부풀어 오를 것입니다. 소금과 봉사.

장난

전날 만들 수 있습니다. 키친 페이퍼 위에 놓인 냉장고에 보관하기만 하면 됩니다. 먹을 준비가 되면 마지막으로 아주 뜨거운 기름에 튀겨 부풀어 오르고 바삭한 상태를 유지합니다. 마지막에 소금. 감자는 시큼한 품종과 같이 천수성 품종이어야 합니다. 완벽하게 작동합니다.

오믈렛

재료

큰 달걀 7개

튀길 감자 800g

버 진 올 리 브 오 일

소금

동화

감자 껍질을 벗기십시오. 세로로 4분의 1로 자르고 다시 얇은 조각으로 자릅니다. 중간 온도에서 오일을 가열합니다. 감자를 넣고 부드럽고 약간 갈색이 될 때까지 볶습니다.

계란과 소금을 치십시오. 감자의 물기를 잘 빼고 풀어놓은 계란에 넣어줍니다. 소금을 수정하십시오.

프라이팬을 아주 잘 가열하고 감자 튀김 기름 3 큰술을 넣고 계란과 감자 혼합물을 추가합니다. 센 불에서 15초간 저어가며 뒤집어 접시에 담는다. 팬을 다시 가열하고 기름 2큰술을 넣어 감자를 볶습니다. 토르티야를 넣고 센 불에서 15초간 갈색을 냅니다. 제거하고 봉사하십시오.

장난

토르티야가 달라붙지 않도록 기름을 넣기 전에 팬을 충분히 가열합니다. 커드를 선호하는 경우 뒤집고 살짝 갈색이 되면 불을 낮추고 원하는 대로 될 때까지 계속 요리합니다.

공작부인 감자

재료

감자 500g

버터 60g

계란 3개

육두구

올리브 오일 2큰술

소금과 후추

동화

감자는 껍질을 벗기고 4등분하여 소금물에 30분간 삶는다. 밀을 배수하고 통과하십시오.

뜨거운 소금, 후추, 육두구, 버터, 달걀 노른자 2개를 넣습니다. 잘 섞다.

기름을 바른 2숟가락으로 종이호일을 깐 접시에 감자전을 만든다. 다른 달걀을 바르고 180ºC에서 황금빛 갈색이 될 때까지 굽습니다.

장난

이상적으로는 퓌레를 곱슬 노즐이 있는 패스트리 백에 넣는 것입니다.

쿠바식 쌀

재료

필라프 라이스(라이스 및 파스타 섹션 참조)

계란 4개

바나나 4개

토마토 소스(육수 및 소스 섹션 참조)

밀가루

올리브유

동화

쌀 필라프와 토마토 소스를 준비하십시오.

뜨거운 기름에 계란을 튀기고 노른자는 약간 응고시킵니다.

질경이를 가루로 만들고 살짝 황금색이 될 때까지 볶습니다.

밥을 접시에 담고 토마토 소스를 뿌린 다음 계란 후라이와 바나나를 곁들입니다.

장난

질경이 튀김이 눈길을 끌 수도 있지만, 먹어보는 것도 오리지널 레시피의 일부다.

조개, 홍합, 새우를 곁들인 수프 라이스

재료

쌀 800g

조개 250g

껍질을 벗긴 깨끗한 홍합 250g

껍질을 벗긴 새우 100g

생선 육수 2L

초리세로 고추 과육 1큰술

마늘 2쪽

양파 1개

간 토마토 1개

올리브유

소금

동화

찬물과 소금 4큰술을 넣은 그릇에 조개를 깨끗이 씻습니다.

양파와 마늘 정향을 작은 조각으로 자르고 약한 불에서 15분 동안 볶습니다.

강판에 간 토마토와 초리조 고추를 넣고 토마토의 물기가 없어질 때까지 계속 볶는다.

밥을 넣고 3분간 볶는다. 육수에 소금을 넣고 중불에서 약 18분 동안 또는 밥이 익을 때까지 요리합니다.

마지막 3분 동안 조개, 홍합, 새우를 넣습니다.

장난

퍼지는 차가운 소금물에 담그는 것을 의미합니다. 따라서 조개나 다른 이매패류는 그들이 가지고 있던 모든 모래와 흙을 배출할 것입니다.

닭고기를 곁들인 광동식 쌀

재료

긴 쌀 200g

익힌 완두콩 50g

토마토 소스 150ml

간장 ½dl

닭가슴살 2개

시럽에 파인애플 2조각

1 큰 녹색 피망

큰 파 1개

올리브유

소금과 후추

동화

끓는 물에 소금을 충분히 넣고 14분 동안 밥을 짓는다. 비우고 새로 고칩니다.

청양고추와 대파는 잘게 썰어 약불에서 10분간 끓인다. 불을 높이고 닭고기를 넣고 양념하고 조각으로 자릅니다.

살짝 갈색이 되고 쌀, 콩, 완두콩, 파인애플을 넣습니다. 마를 때까지 약한 불로 줄입니다.

토마토를 넣고 불을 올려 밥이 익을 때까지 볶습니다.

장난

밥은 콩이 완전히 졸아들었을 때 마지막 2분 안에 튀겨야 합니다. 익힌 새우나 약간의 새우를 추가할 수 있습니다.

크러스트 라이스

재료

쌀 500g

닭고기 또는 육수 1 ¼ l

소시지 1개

소시지 1개

블랙 푸딩 1개

토끼 1마리

작은 닭 1마리

토마토 1개

계란 10개

사프란 또는 착색

올리브유

소금과 후추

동화

오븐을 220ºC로 예열합니다. 초리조, 소세지, 블랙 푸딩을 작은 조각으로 자르고 팬에 센 불로 노릇하게 굽습니다. 철회 및 예약.

토끼와 다진 닭고기를 같은 기름에 볶습니다. 소금과 후추로 간을 하고 간 토마토를 넣습니다. 물이 남지 않을 때까지 익힌다.

소시지와 밥을 넣고 2분간 조리합니다.

국물에 소금을 넣고 사프란이나 색소를 넣고 중불에서 7분간 끓입니다. 계란을 넣고 13분간 굽는다.

장난

계란이 오븐에서 훨씬 더 많이 자라도록 소금없이 가볍게 치십시오.

카탈로니아 쌀

재료

쌀 500g

토마토 500g

신선한 소시지 150g

다진 혼합 고기 150g

다진 양파 100g

육수 1L

파프리카 1 ½작은술

신선한 파슬리 1티스푼

밀가루 1티스푼

밀가루 ½큰술

마늘 3쪽

월계수 잎 2장

달걀 1개

사프란 가닥 10개

설탕

버터 1큰술

올리브유

소금과 후추

동화

다진 고기, 파슬리, 다진 마늘 1쪽, 계란, 소금, 후추를 섞습니다. 모든 것을 반죽하고 공을 만드십시오. 기름에 갈색이 되고 제거하고 보관합니다.

약한 불에서 같은 기름에 버터를 볶습니다. 밀가루와 파프리카 반 티스푼을 넣고 1분 더 볶습니다. 4등분한 토마토와 월계수 잎 1개를 추가합니다. 뚜껑을 덮고 30분 동안 익힌 다음, 섞고 체에 거른 다음 필요하면 소금과 설탕으로 간을 합니다.

다진 소시지와 미트볼을 토마토 소스에 5분 동안 조리합니다.

따로 다른 마늘 2쪽과 잘게 썬 양파를 볶고 밥, 파프리카 1티스푼, 다른 월계수 잎을 넣고 2분간 저어줍니다. 사프란과 끓는 육수에 소금을 넣고 18분 동안 또는 밥이 익을 때까지 끓입니다.

장난

이 밥 요리에 소시지를 추가할 수도 있습니다.

흰콩과 근대를 곁들인 국밥

재료

쌀 300g

흰콩 250g

근대 450g

닭육수 ½L

마늘 2쪽

간 토마토 1개

양파 1개

파프리카 1티스푼

사프란 가닥 10개

올리브유

소금

동화

전날 밤에 콩을 불려 두십시오. 부드러워 질 때까지 소금없이 찬물에 요리하십시오. 예약하다.

차드 잎을 깨끗이 씻어 중간 조각으로 자릅니다. 껍질을 벗기고 껍질을 벗기고 줄기를 작은 조각으로 자릅니다. 끓는 소금물에 5분 동안 또는 부드러워질 때까지 요리합니다. 새로 고치다.

양파와 마늘을 작은 조각으로 자릅니다. 약한 불로 냄비에 볶습니다. 파프리카와 사프란을 추가합니다. 30초간 익힌다. 토마토를 넣고 불을 올려 토마토의 수분이 모두 없어질 때까지 끓입니다.

밥을 넣고 2분간 더 끓인다. 닭고기 육수에 콩 삶은 물 250ml와 근대 삶은 물 250ml를 추가합니다. 그것을 소금에 절이고 밥에 넣으십시오. 15분간 끓인 후 근대와 콩을 넣고 3분간 더 끓입니다.

장난

요리가 끝나면 쌀을 가볍게 저어 전분을 풀고 국물을 걸쭉하게 만드십시오.

신선한 참치 밥

재료

쌀 200g

신선한 참치 250g

달콤한 파프리카 1티스푼

생선 육수 ½ l

간 토마토 4개

피킬로 고추 3개

피망 1개

마늘 2쪽

양파 1개

사프란 가닥 10개

소금

동화

다진 참치를 팬에 센 불로 노릇하게 굽습니다. 철회 및 예약.

양파, 피망, 마늘을 작은 조각으로 자릅니다. 참치와 같은 기름에 약불에서 15분간 볶는다.

사프란, 파프리카, 중간 크기로 자른 피키요 고추, 간 토마토를 넣습니다. 토마토가 수분을 모두 잃을 때까지 끓입니다.

그런 다음 밥을 넣고 3분간 더 끓입니다. 소금에 절인 국물과 함께 목욕하고 18 분 동안 요리하십시오. 밥이 완성되기 약 1분 전에 다시 참치를 넣는다. 4분 동안 그대로 둡니다.

장난

참치를 요리할 때 조심해야 합니다. 과도하게 사용하면 매우 건조하고 맛이 거의 없습니다.

닭고기, 베이컨, 아몬드, 건포도를 곁들인 밥

재료

쌀 300g

베이컨 175g

구운 그라니요 아몬드 150g

건포도 75g

닭고기 육수 700ml

닭가슴살 1개

사프란 가닥 10개

피망 1개

빨간 피망 1개

마늘 1쪽

간 토마토 1개

파 1개

올리브유

소금과 후추

동화

양지머리를 중간 크기로 자르고 소금과 후추로 간을 한 다음 센 불에서 갈색으로 굽습니다. 철회 및 예약. 같은 기름에 다진 베이컨을 갈색으로 굽습니다. 철회 및 예약.

토마토를 제외한 모든 야채를 작은 조각으로 자릅니다. 약한 불에서 15분 동안 볶습니다. 사프란과 파프리카를 넣습니다. 30초간 볶는다. 강판에 간 토마토를 넣고 물이 모두 증발할 때까지 센 불에서 끓입니다.

밥을 넣고 계속 저어주면서 3분 동안 끓입니다. 닭고기, 건포도, 베이컨을 넣습니다. 국물에 소금을 넣고 18분간 끓인다. 4분 동안 그대로 두었다가 아몬드를 얹어 냅니다.

장난

건포도를 더 부드럽게 만들려면 물이나 약간의 럼주에 수분을 공급하는 것이 좋습니다.

대구와 흰 콩 밥

재료

쌀 200g

탈염 대구 250g

익힌 흰콩 125g

생선 육수 ½ l

파 1개

마늘 1쪽

간 토마토 1개

피망 1개

사프란 가닥 10개

올리브유

소금

동화

대파, 마늘, 후추를 잘게 썰어 약불에서 15분간 끓인다. 사프란과 간 토마토를 넣고 토마토에서 물이 거의 남지 않을 때까지 요리합니다.

밥을 넣고 3분간 끓인다. 국물에 소금을 약간 넣고 16분 정도 끓인다. 대구와 콩을 추가합니다. 2분간 더 끓이고 4분간 휴지시킵니다.

장난

쌀이 완전히 건조되도록 처음 끓일 때 오븐에 넣을 수 있습니다. 200ºC에서 18분이면 충분합니다.

랍스터 라이스

재료

쌀 250g

조개 150g

생선 육수 ¾ l(육수 및 소스 섹션 참조)

큰 랍스터 1마리

다진 파슬리 1큰술

간 토마토 2개

양파 1개

마늘 1쪽

사프란 가닥 10개

올리브유

소금

동화

랍스터를 반으로 펼칩니다. 조개는 소금을 듬뿍 넣은 찬물에 2시간 동안 깨끗이 씻는다.

약간의 기름에 랍스터의 양면을 갈색으로 굽습니다. 작은 조각으로 자른 양파와 마늘을 남겨두고 같은 기름에 넣습니다. 약한 불에서 10분간 볶는다.

사프란을 넣고 30초간 조리한 후 불을 높이고 토마토를 넣습니다. 토마토가 수분을 모두 잃을 때까지 끓입니다.

밥을 넣고 2분간 끓인다. 끓는 육수에 소금을 넣고 14분간 더 익힌다. 조개와 랍스터 살코기를 아래로 향하게 넣습니다. 4분 동안 그대로 둡니다.

장난

이 밥이 달달하게 나오려면 밥보다 육수를 삼겹으로 넣어야 한다. 그리고 국물이 진하게 나오려면 밥보다 육수를 4배 더 넣어야 합니다.

그리스 쌀

재료

쌀 600g

신선한 소시지 250g

작은 조각으로 자른 베이컨 100g

고추 100g

양파 100g

완두콩 50g

육수 1L

월계수잎 1장

타임 가지 1개

소금과 후추

동화

양파와 홍고추를 잘게 썰어 중불에서 볶는다.

소시지를 조각으로 자르고 양파와 후추 소스에 추가하십시오. 베이컨을 넣고 10분간 익힌다.

쌀을 넣고 국물에 소금, 완두콩, 허브를 넣습니다. 소금과 후추로 간을 하고 약불에서 15분간 더 끓입니다.

장난

Piquillo 고추를 사용할 수 있습니다. 그들은 단맛의 완벽한 터치를 줄 것입니다.

쌀가루

재료

쌀 600g

토마토 500g

깨끗한 버섯 250g

버터 150g

양파 90g

간 파마산 치즈 75g

육수 1과 ¼

사프란 12가닥

소금

동화

다진 양파를 버터에 약한 불에서 10분간 볶습니다. 토마토를 작은 조각으로 넣고 10분 더 또는 토마토가 물을 모두 잃을 때까지 볶습니다.

밥을 넣고 2분간 끓인다. 그런 다음 쪼개진 버섯과 사프란을 추가합니다.

끓는 국물에 소금을 넣고 약 18분 또는 밥이 부드러워질 때까지 요리합니다. 치즈를 넣고 저어주세요.

장난

사프란을 알루미늄 호일에 살짝 구운 후 절구에 소금과 함께 곱게 갈아주면 사프란이 고르게 퍼집니다.

육즙 가득한 해물밥

재료

봄바 또는 둥근 쌀 500g

생선 육수 1 ½ l

양파 1개

빨간 피망 1개

피망 1개

큰 강판 토마토 1개

마늘 2쪽

사프란 가닥 8개

오징어 8마리

다양한 조개류(랑구스틴, 카라비니에리 등)

올리브유

소금

동화

뼈, 생선 머리, 조개로 어육을 준비합니다. 이렇게하려면 요리하는 동안 충분한 물을 사용하여 약한 불로 25 분 동안 모든 것을 요리하십시오. 긴장과 소금으로 맛을 낸다.

그 동안 양파, 고추, 마늘을 깍뚝썰기하고 약간의 기름에 볶습니다. 손질한 오징어를 넣고 센불에서 2분간 익혀주세요. 간 토마토를 넣고 물기가 없어질 때까지 끓인다.

밥을 넣고 끓입니다. 사프란, 육수를 소금에 절인 후 중불에서 18분간 끓입니다.

마지막 2분 동안 잘 씻은 조개를 추가하고 원할 경우 사전에 그릴에 굽습니다. 5분 동안 그대로 둡니다.

장난

퓨멧에 뇨라 두어 개를 더하면 국물의 맛이 더 좋고 색도 아름다워집니다.

라이스 쓰리 딜라이츠

재료

쌀 400g

익힌 햄 150g

완두콩 150g

당근 3개

계란 3개

올리브유

소금

동화

찹쌀을 기름에 살짝 볶은 후 끓는 소금물에 삶는다.

그동안 당근은 껍질을 벗기고 작은 조각으로 자르고 센 불에 볶습니다. 끓는 소금물에 완두콩을 12분간 삶는다. 긴장과 새로 고침.

달걀 3개로 프렌치 오믈렛을 만들어보세요. 익힌 햄을 작은 입방체로 자르고 밥과 섞는다. 약한 불에서 5분간 볶는다. 당근, 완두콩, 얇게 썬 또띠아를 넣습니다.

장난

이 조리법에는 더 나은 긴 쌀을 사용하십시오. 적당량의 물과 함께 끓여야 합니다.

PARTRIDGE와 함께 멜러스 라이스

재료

봄바쌀 500g

자고새 2마리

양파 1개

빨간 피망 1개

피망 1개

당근 1개

마늘 2쪽

튀긴 토마토 2큰술

월계수잎 1장

백리향

브랜디

올리브유

소금과 후추

동화

자고를 자르고 양념하십시오. 고열로 냄비에 갈색으로 만듭니다. 철회 및 예약. 고추, 양파, 마늘, 당근을 같은 기름에 잘게 다져서 볶습니다.

튀긴 토마토와 브랜디를 넣고 졸입니다. 그런 다음 백리향, 월계수 잎, 자고새를 추가합니다. 물과 소금 한 꼬집을 붓고 자고새가 부드러워질 때까지 약한 불로 끓입니다.

자고새가 부드러우면 국물에서 꺼내고 같은 냄비에 끓인 국물 1.5리터만 남겨둡니다.

국물을 소금에 절이고 쌀과 자고새를 다시 넣습니다. 18분 정도 삶고 마지막에 밥을 살짝 저어 쫄깃하게 만든다.

장난

이 레시피는 밤새 만들 수 있습니다. 밥만 추가하면 됩니다.

야생 아스파라거스와 연어 리조또

재료

나무 쌀 240g

파마산 치즈 150g

육수 600cl

화이트 와인 1잔

버터 2큰술

야생 아스파라거스 4개

양파 1개

훈제 연어 4조각

동화

다진 양파를 버터 1큰술에 약한 불에서 10분간 볶습니다. 밥을 넣고 1분간 더 끓인다. 와인을 넣고 완전히 증발시키십시오.

그 동안 아스파라거스를 작은 조각으로 자르고 볶습니다. 예약하다

국물을 소금에 절인 후 밥에 넣으십시오 (밥 위에 손가락이 있어야 함). 액체가 증발함에 따라 국물을 더 추가하면서 계속 저으면서 약한 불로 요리하십시오.

밥이 거의 다 익었을 때(항상 국물이 약간 남도록 두십시오) 볶은 아스파라거스와 훈제 연어 조각을 넣습니다.

파마산, 버터 한 스푼으로 마무리하고 저어줍니다. 서빙하기 전에 5분 동안 그대로 둡니다.

장난

와인은 레드, 로제 또는 카바일 수도 있습니다. 쌀은 미리 준비 할 수 있습니다. 이를 위해 쌀을 10분 동안 요리하고 식을 때까지 얼린 다음 냉장고에 보관하면 됩니다. 요리를 하고 싶을 때는 뜨거운 육수를 넣고 밥이 익기를 기다리기만 하면 됩니다.

아귀, 병아리콩, 시금치를 곁들인 밥

재료

쌀 300g

삶은 병아리콩 250g

신선한 시금치 250g

아귀 조각 450g

생선 육수 750ml

사프란 가닥 10개

마늘 2쪽

파 1개

간 토마토 1개

파프리카 1티스푼

올리브유

소금과 후추

동화

아구를 소금과 후추로 간을 하고 뜨거운 빠에야 팬에 굽습니다. 예약하다.

파와 마늘을 잘게 썬다. 아귀를 만든 팬에 약불로 10분간 볶습니다. 쪼갠 시금치를 넣고 3분간 더 익힙니다.

파프리카와 사프란을 넣고 30초간 끓입니다. 간 토마토를 넣고 물기가 없어질 때까지 끓입니다.

밥을 넣고 2분간 끓인다. 국물에 소금을 넣고 15분간 끓인다. 아귀와 병아리콩을 넣고 3분간 더 끓입니다.

장난

쌀의 나머지 부분은 필수입니다. 서빙하기 최소 4분 전에 자리를 비워야 합니다.

쌀 또는 칼데이로

재료

쌀 200g

살코기 돼지고기 150g

돼지 갈비 150g

¼ 토끼

고기 또는 닭고기 국물 ¼ l

사프란 가닥 10개

간 토마토 2개

마늘 2쪽

작은 빨간 피망 1개

양파 1개

올리브유

소금과 후추

동화

돼지고기, 토끼, 다진 갈비를 소금과 후추로 센 불에서 갈색으로 볶습니다. 철회 및 예약.

같은 기름에 작은 입방체로 자른 양파, 후추, 마늘을 약한 불에서 15분 동안 볶습니다. 사프란과 강판 토마토를 추가합니다. 토마토가 수분을 모두 잃을 때까지 요리하십시오.

밥을 넣고 2분간 끓인다. 국물과 함께 소금이 들어갈 때까지 목욕하고 18분 더 익힙니다.

장난

밥은 달달해야 합니다. 없으면 끓이는 마지막에 육수를 조금 더 넣고 살짝 저어주세요.

오징어 흑미

재료

쌀 400g

생선 육수 1L

껍질을 벗긴 새우 16마리

오징어 8마리

마늘 1쪽

토마토 소스 2큰술

오징어 먹물 봉투 8개

양파 ½개

½ 피망

½ 빨간 피망

화이트 와인 ½잔

올리브유

소금

동화

양파, 마늘, 고추를 잘게 자르고 야채가 부드러워 질 때까지 약한 불로 팬에 모든 것을 볶습니다.

중간 크기로 자른 깨끗한 아기 오징어를 넣고 센 불에서 3분 동안 끓입니다. 토마토 소스를 넣고 5분간 더 끓인다.

와인을 넣고 완전히 졸입니다. 쌀과 먹물 봉지를 넣고 3분간 더 볶습니다.

끓는 국물에 소금을 넣고 200ºC에서 18분 동안 또는 마를 때까지 굽습니다. 마지막 5분 동안 새우를 넣고 서빙하기 전에 다시 5분 동안 그대로 둡니다.

장난

구운 쌀이 끝나면 제대로 나오기가 더 쉽습니다. 좋은 아이올리를 곁들입니다.

필라프 라이스

재료

둥근 곡물 쌀 300g

버터 120g

양파 60g

닭육수(또는 끓는 물) 600ml

마늘 2쪽

타임, 파슬리, 월계수 잎 1가지

동화

양파와 마늘을 브루누아즈로 썰어 버터에 색이 나지 않게 볶는다.

투명해지기 시작하면 부케가르니와 밥을 넣는다. 밥에 버터의 지방이 잘 스며들 때까지 볶는다. 국물이나 끓는 물을 소금에 넣고 저어줍니다.

센 불에서 6-7분 동안 익힌 다음 최소로 낮추고 뚜껑을 덮고 12분 더 익힙니다.

장난

마를 때까지 200ºC에서 12분 동안 오븐에서 마칠 수 있습니다. 이 쌀은 메인 요리 또는 고기와 생선의 반주로 사용됩니다.

생선과 해산물의 FIDEUÁ

재료

얇은 국수 400g

토마토 350g

아귀 250g

퓨멧 800ml

4 스캠피

작은 양파 1개

피망 1개

마늘 2쪽

파프리카 1큰술

사프란 가닥 10개

올리브유

소금과 후추

동화

파에레라나 캐서롤에 기름을 두르고 국수를 갈색으로 굽습니다. 테이크 아웃 및 예약.

같은 기름에 랑구스틴과 후추를 뿌린 아귀를 볶습니다. 테이크 아웃 및 예약.

같은 기름에 작은 조각으로 자른 양파, 후추, 마늘을 볶습니다. 파프리카, 사프란, 간 토마토를 넣고 5분간 조리합니다.

국수를 넣고 저어주세요. 육수에 소금을 넣고 중불에서 12분 동안 또는 국물이 증발할 때까지 요리합니다. 요리가 끝나기까지 3분이 남았을 때 랑구스틴과 아귀를 넣습니다.

장난

블랙 아이올리를 곁들입니다. 이를 위해서는 일반 아이올리를 만들어 작은 오징어 먹물 주머니와 함께 섞기만 하면 됩니다.

푸타네스카 파스타

재료

멸치 60g 1캔

마늘 2쪽

케이퍼 2큰술

큰 강판 토마토 2~3개

씨를 제거한 블랙 올리브 20개

카이엔 1개

설탕

오레가노

파마산

동화

캔의 기름에 잘게 썬 멸치를 약한 불에서 거의 사라질 때까지 볶습니다.
잘게 썬 마늘을 넣고 약불에서 4분간 끓인다.

다진 케이퍼, 간 토마토, 씨를 빼고 4등분한 올리브를 넣습니다.
고춧가루와 함께 중불에서 10분 정도 익힌 후(소스가 익으면 제거)

필요에 따라 설탕으로 간을 맞춥니다. 취향에 따라 오레가노와 파마산 치즈를 추가합니다.

모든 종류의 파스타를 요리하고 그 위에 푸타네스카를 추가합니다.

장난

약간의 강판 당근과 적포도주를 준비에 넣을 수 있습니다.

시금치와 여왕 카넬로니

재료

시금치 500g

코티지 치즈 200g

간 파마산 치즈 75g

구운 잣 50g

파스타 접시 16개

달걀 1개

토마토 소스(육수 및 소스 섹션 참조)

베샤멜 소스(육수 및 소스 섹션 참조)

소금

동화

많은 양의 끓는 물에서 파스타 접시를 요리하십시오. 깨끗한 천 위에서 제거하고 새로 고친 다음 말립니다.

끓는 소금물에 시금치를 5분간 데친다. 비우고 새로 고칩니다.

그릇에 치즈, 잣, 시금치, 계란, 소금을 섞습니다. 혼합물로 카넬로니를 채우고 원통형 모양을 만듭니다.

베이킹 시트에 토마토 소스 베이스를 깔고 그 위에 카넬로니를 올리고 베샤멜 소스로 마무리합니다. 185ºC에서 40분간 굽습니다.

장난

모든 종류의 치즈를 필링에 사용할 수 있으며 Burgos 유형 중 하나를 함께 사용하면 질감과 부드러움을 더할 수 있습니다.

스파게티 해산물

재료

스파게티 400g

조개 500g

양파 1개

마늘 2쪽

물 4큰술

작은 토마토 1개

화이트 와인 작은 잔 1잔

½ 고추

올리브유

소금

동화

조개는 소금을 듬뿍 넣은 찬물에 2시간 정도 담가 남아있는 흙을 깨끗이 씻어줍니다.

깨끗이 씻은 후 뚜껑이 있는 냄비에 물 4테이블스푼과 와인 한 잔을 넣고 요리합니다. 개봉하자마자 꺼내어 조리용 물을 보관하십시오.

작게 자른 양파와 마늘을 5분 동안 볶습니다. 다진 토마토를 넣고 5분간 더 끓입니다. 고추를 넣고 모든 것이 잘 데칠 때까지 요리하십시오.

열을 올리고 바지락을 삶아낸 물을 넣는다. 와인이 알코올을 모두 잃을 때까지 2분 동안 요리하고 조개를 넣습니다. 20초를 더 끓입니다.

별도로 스파게티를 요리하고 물기를 뺀 다음 식히지 않고 소스와 조개와 함께 볶습니다.

장난

아귀, 새우 또는 홍합 큐브를 이 요리에 추가할 수도 있습니다. 결과도 마찬가지입니다.

피렌체 신선한 파스타 라자냐

재료

파스타 시트의 경우

밀가루 100g

계란 2개

소금

토마토 소스의 경우

잘 익은 토마토 500g

양파 250g

마늘 1쪽

작은 당근 1개

화이트 와인 작은 잔 1잔

타임, 로즈마리, 월계수 잎 1가지

햄 1팁

모르네이 소스의 경우

밀가루 80g

갈은 파마산 치즈 60g

버터 80g

우유 1리터

계란 노른자 2개

육두구

소금과 후추

다른 재료들

깨끗한 시금치 150g

갈은 파마산 치즈

동화

파스타 시트의 경우

밀가루를 화산 모양으로 테이블 위에 놓고 가운데 구멍에 소금 한 꼬집과 계란을 넣습니다. 손가락으로 섞는다.

손바닥으로 반죽하고 공을 만든 다음 젖은 천으로 덮고 냉장고에서 30분 동안 휴지시킵니다. 롤링 핀으로 매우 얇게 펴서 부분적으로 요리하고 새로 고칩니다.

토마토 소스의 경우

양파, 마늘, 당근을 줄리엔 조각으로 자르고 햄 끝과 함께 볶습니다. 와인을 넣고 줄이십시오. 4등분한 토마토와 허브를 넣고 덮습니다. 30분 동안 조리합니다. 소금과 설탕을 정류하십시오. 허브와 햄을 제거하고 혼합합니다.

모르네이 소스의 경우

위에 표시된 평량으로 베샤멜(국물 및 소스 섹션 참조)을 준비합니다. 불에서 달걀 노른자와 치즈를 추가합니다.

끝으로

시금치는 얇게 채 썬 뒤 끓는 물에 5분간 익힌다. 식히고 잘 배수하십시오. 모르네이 소스와 섞는다.

곰팡이 바닥에 토마토 소스를 얹은 다음 신선한 파스타를 넣고 시금치를 올려 마무리합니다. 작업을 3번 반복합니다. 모르네이 소스와 간 파마산 치즈로 마무리합니다. 180ºC에서 20분간 굽습니다.

장난

시간을 절약하기 위해 라자냐 시트를 구입할 수 있습니다.

까르보나라 소스를 곁들인 스파게티

재료

파스타 400g

베이컨 100g

파마산 치즈 80g

계란 2개

올리브유

소금과 후추

동화

베이컨을 조각으로 자르고 약간의 기름을 두른 뜨거운 팬에 갈색을 냅니다. 예약하다.

끓는 소금물에 스파게티면을 삶는다. 그 동안 계란 2개의 노른자를 풀고 간 치즈와 소금, 후추를 약간 넣습니다.

식히지 않고 파스타를 식히지 않고 식히지 않고 풀어 놓은 계란과 섞습니다. 파스타 자체의 열로 요리하십시오. 판체타를 넣고 간 치즈와 후추를 곁들여 내세요.

장난

흰자는 좋은 머랭을 만드는 데 사용할 수 있습니다.

버섯 베사멜을 곁들인 고기 카넬로니

재료

버섯 300g

쇠고기 200g

카넬로니 또는 생파스타 12접시(밀가루 100g, 계란 1개, 소금)

파마산 치즈 80g

우유 ½리터

양파 1개

피망 1개

마늘 2쪽

토마토 소스 1잔

당근 2개

밀가루 40g

버터 40g

백포도주

오레가노

육두구

소금과 후추

동화

야채를 작은 조각으로 자르고 볶습니다. 고기를 넣고 송아지 고기가 분홍색을 잃을 때까지 계속 볶습니다. 계절. 화이트 와인을 넣고 졸여주세요. 토마토 소스를 넣고 30분간 끓인다. 오레가노를 조금 넣고 식힙니다.

별도로 버터, 밀가루, 우유, 육두구로 베샤멜 소스를 만듭니다(육수 및 소스 섹션 참조). 그런 다음 버섯을 볶고 베샤멜과 함께 섞습니다.

카넬로니 접시를 요리합니다. 파스타를 고기로 채우고 포장하십시오. 버섯 베샤멜 소스와 함께 볶고 간 파마산 치즈를 뿌립니다. 190ºC에서 5분간 굽고 굽습니다.

장난

그들이 떨어져 나가는 것을 방지하기 위해 cannelloni를 항상 차갑게 부수십시오. 그런 다음 오븐에서 부분을 가열하기만 하면 됩니다.

그룹 및 오징어 라자냐

재료

베사멜을 위해

버터 50g

밀가루 50g

우유 1리터

육두구

소금

후추 소스

큰 빨간 피망 2개

작은 양파 1개

올리브유

설탕

소금

채우기를 위해

400g 그루퍼

오징어 250g

큰 양파 1개

큰 붉은 피망 1개

미리 조리된 라자냐 시트

동화

베사멜을 위해

밀가루에 버터를 넣고 볶다가 우유를 넣어 베샤멜 소스를 만든다. 계속 저으면서 20분 동안 요리하고 소금과 육두구로 간을 합니다.

후추 소스

고추를 볶고 볶으면 뚜껑을 덮어 15분간 둡니다.

그동안 채 썬 양파를 기름을 넉넉히 두르고 볶습니다. 고추를 껍질을 벗기고 양파에 넣고 5분 동안 요리합니다. 약간의 기름을 제거하고 섞는다.

필요한 경우 소금과 설탕을 정류하십시오.

채우기를 위해

채 썬 양파와 후추를 볶고 그루퍼를 넣습니다. 센 불에 3분간 볶다가 오징어를 넣는다. 부드러워 질 때까지 요리하십시오.

베샤멜 오븐 접시에 라자냐 파스타를 한 겹 얹습니다. 물고기를 채우십시오. 작업을 3번 반복합니다.

베샤멜로 마무리하고 170ºC에서 30분간 굽습니다.

위에 후추 소스를 곁들여 드세요.

장난

베샤멜에 익혀서 으깬 당근을 조금 넣으면 더 맛있습니다.

혼합 빠에야

재료

쌀 300g

홍합 200g

오징어 125g

새우 125g

생선 육수 700ml

다진 닭고기 ½개

다진 토끼 ¼개

로즈마리 1줄기

사프란 12가닥

토마토 1개

파 1개

½ 빨간 피망

½ 피망

마늘 1쪽

올리브유

소금과 후추

동화

닭고기와 토끼를 자르고 간을 한 다음 센 불에서 갈색으로 굽습니다. 철회 및 예약.

잘게 썬 대파, 고추, 마늘을 같은 기름에 10분간 볶습니다. 사프란을 넣고 30초 동안 볶습니다. 간 토마토를 넣고 물이 모두 없어질 때까지 끓입니다. 불을 높이고 다진 오징어를 넣습니다. 2분 조리 쌀을 넣고 3분 동안 볶은 다음 국물과 함께 소금을 뿌립니다.

약간의 물과 함께 뚜껑이 있는 냄비에 홍합을 엽니다. 오픈하자마자 테이크 아웃하고 예약하세요.

오븐을 200ºC로 예열하고 밥이 마를 때까지 약 18분간 굽습니다. 새우는 마지막에 넣어주세요. 홍합을 제거하고 위에 뿌립니다. 천으로 덮고 4분 동안 그대로 둡니다.

장난

마른 쌀국수에 소금을 넣을 때는 항상 평소보다 소금을 조금 더 넣어야 한다.

신선한 치즈와 커민을 곁들인 야채 라자냐

재료

큰 당근 3개

큰 양파 2개

큰 붉은 피망 1개

큰 가지 1개

큰 애호박 1개

필라델피아 타입 치즈 1통

강판 치즈

지상 커민

라자냐 파스타

베사멜 소스

동화

야채를 작은 조각으로 자르고 당근, 양파, 고추, 가지, 호박 순서로 볶습니다. 그들 사이에 3 분의 차이를 두십시오. 볶은 후 치즈와 커민을 넣어 맛을 낸다. 예약하다.

제조업체의 지침에 따라 베샤멜 소스를 만드는 동안 라자냐 파스타를 요리합니다(육수 및 소스 섹션 참조).

오븐에 적합한 쟁반에 베샤멜을 한 겹, 라자냐 파스타를 한 겹 더 얹은 다음 야채를 넣습니다. 이 작업을 3번 반복하고 위에 베샤멜과 강판 치즈를 얹습니다. 치즈가 노릇해질 때까지 190ºC에서 굽습니다.

장난

다양한 종류의 신선한 치즈를 퍼뜨릴 수 있습니다. 염소, 허브, 연어 등으로 만들 수 있습니다.

요구르트와 참치 소스를 곁들인 국수

재료

국수 400g

파마산 치즈 50g

크림 치즈 2큰술

오레가노 1큰술

기름에 참치 2캔

요거트 3개

소금과 후추

동화

물기를 제거한 참치, 치즈, 요거트, 오레가노, 파마산 치즈, 소금, 후추를 블렌더 잔에 넣고 갈아줍니다. 예약하다.

소금을 듬뿍 넣은 물에 파스타를 삶아 식히지 말고 물기를 뺀다. 국수가 아직 뜨거울 때 소스와 섞어서 제공하십시오.

장난

이 소스를 사용하면 마요네즈 없이도 멋진 차가운 파스타 샐러드를 만들 수 있습니다.

블루 치즈 소스와 피스타치오를 곁들인 감자 뇨키

재료

감자 1kg

밀가루 250g

크림 150g

블루 치즈 100g

껍질을 벗긴 피스타치오 30g

화이트 와인 1잔

달걀 1개

육두구

소금과 후추

동화

감자를 깨끗이 씻어 껍질과 소금을 넣고 1시간 동안 삶는다. 껍질을 벗길 수 있도록 배수하고 식히십시오. 감자 분쇄기에 통과시키고 달걀, 소금, 후추, 육두구, 밀가루를 넣습니다. 손에 달라붙지 않을 때까지 반죽한다.

10분 동안 그대로 둡니다. 그런 다음 반죽을 작은 공 모양(뇨키)으로 나눕니다.

와인에 블루 치즈를 넣고 와인이 거의 완전히 졸아들 때까지 계속 저어줍니다. 크림을 넣고 5분간 조리합니다. 소금과 후추로 간을 하고 피스타치오를 넣습니다.

풍부한 끓는 물, 긴장 및 소스에서 뇨끼를 요리하십시오.

장난

뇨키는 물에 뜨기 시작하면 익은 것입니다.

연어 파스타 까르보나라

재료

스파게티 400g

연어 300g

파마산 치즈 60g

액체 크림 200ml

작은 양파 1개

계란 2개

올리브유

소금과 같은 후추

동화

소금을 넉넉히 넣은 물에 스파게티를 삶아주세요. 한편, 치즈를 갈아서 연어를 조각으로 자릅니다.

약간의 기름으로 양파를 볶고 연어와 크림을 넣습니다. 연어가 익을 때까지 요리하고 소금과 후추로 간을 합니다. 불을 끄면 계란과 간 파마산 치즈를 넣습니다.

까르보나라와 함께 갓 만든 스파게티를 제공합니다.

장난

이 소스에 약간의 베이컨을 추가하면 구운 가지에 완벽한 속을 채울 수 있습니다.

볼레투스를 곁들인 국수

재료

국수 400g

깨끗한 boletus 300g

액체 크림 200g

마늘 1쪽

브랜디 1잔

소금

동화

소금을 넉넉히 넣은 물에 면을 삶아주세요. 긴장과 새로 고침.

잘게 썬 마늘 정향을 갈색으로 만들고 얇게 썬 버섯을 넣습니다.
센불에서 3분간 끓인다. 브랜디를 넣고 거의 마를 때까지 졸입니다.

크림을 넣고 5분간 더 끓입니다. 파스타와 소스를 접시에 담습니다.

장난

boletus 시즌이 아니라면 말린 버섯이 좋은 선택입니다.

피자 바베큐

재료

질량을 위해

밀가루 250g

미지근한 물 125g

신선한 압착 효모 15g

올리브유

소금

바베큐 소스

튀긴 토마토 1컵

케첩 1컵

식초 ½컵

오레가노 1티스푼

백리향 1티스푼

커민 1티스푼

마늘 1쪽

코카콜라 1캔

다진 카이엔 1개

양파 ½개

올리브유

소금과 후추

다른 재료들

다진 소고기(취향껏)

얇게 썬 닭 가슴살 (맛보기)

다진 베이컨 (기호에 따라)

모듬 강판 치즈

동화

질량을 위해

밀가루를 소금 한 꼬집과 함께 그릇에 넣고 화산을 만드십시오. 약간의 기름, 물, 부서진 이스트를 넣고 10분 동안 반죽합니다. 천이나 투명 필름으로 덮고 30분 동안 그대로 둡니다.

반죽이 처음 부피의 2배가 되면 작업대에 밀가루를 뿌리고 둥글게 늘립니다.

바베큐 소스

양파와 마늘을 작은 조각으로 자르고 볶습니다. 튀긴 토마토, 케첩, 식초를 넣고 3분간 조리합니다. 카이엔, 오레가노, 백리향 및 커민을 추가합니다. 코카콜라 캔을 저어 추가합니다. 걸쭉한 질감이 될 때까지 조리합니다.

끝으로

팬에 고기, 닭고기, 베이컨을 갈색으로 굽습니다.

유산지를 깔고 그 위에 반죽을 올려주세요. 바비큐 소스를 한 겹, 치즈를 한 겹, 고기를 얹은 것을 한 겹, 치즈를 한 겹 올리고 소스를 얹어 마무리한다.

오븐을 200ºC로 예열하고 약 15분 동안 피자를 굽습니다.

장난

속재료를 너무 많이 올리면 반죽이 잘 구워지지 않고 날것일 수 있기 때문에 너무 많이 넣지 마세요.

레드 와인과 아루쿨라를 곁들인 화이트 소시지 리조또

재료

수목쌀 240g (1인당 70g)

파마산 치즈 150g

신선한 아루굴라 100g

육수 또는 닭고기 육수 600ml

독일 화이트 소시지 2개

버터 2큰술

양파 1개

마늘 1쪽

레드 화이트 와인 1잔

올리브유

소금

동화

양파와 마늘 정향을 껍질을 벗기고 작은 조각으로 자릅니다. 약한 불에서 10분 동안 버터 1큰술을 볶습니다. 밥을 넣고 1분간 더 끓인다. 와인을 넣고 완전히 증발할 때까지 둡니다.

끓는 국물을 넣고 소금에 절입니다 (쌀 위에 손가락 1 개가 있어야 함). 계속 저어주면서 육수를 더 추가합니다.

소시지를 작은 조각으로 자르고 프라이팬에서 갈색으로 굽습니다. 밥이 거의 다 익고 국물이 약간 우러나면 볶은 소시지를 넣습니다.

파마산, 버터 한 스푼으로 마무리하고 저어줍니다. 5분 동안 그대로 둡니다. 서빙할 때 아루굴라를 위에 올려주세요.

장난

이 준비에 가장 적합한 쌀은 arborio 또는 carnaroli입니다.

새우, 야채 리본, 간장이 들어간 국수

재료

국수 400g

껍질을 벗긴 새우 150g

간장 5큰술

당근 2개

호박 1개

부추 1개

올리브유

소금

동화

끓는 소금물에 면을 충분히 삶아주세요. 긴장과 새로 고침.

한편 부추는 깨끗이 씻어서 얇고 긴 막대 모양으로 자릅니다. 감자 필러로 애호박과 당근을 슬라이스합니다.

약간의 기름을 두른 팬에 야채를 2분간 볶습니다. 새우를 넣고 30초 더 볶습니다. 콩과 면을 넣고 2분간 더 끓인다.

장난

이미 간장에 소금이 많이 들어있기 때문에 소스에 소금을 추가할 필요는 없습니다.

갑오징어와 새우를 곁들인 국수 로세자

재료

오징어 1kg

얇은 국수 400g

생선 육수 1L

껍질을 벗긴 새우 16마리

마늘 3쪽

파프리카 1큰술

올리브 오일 ¼리터

동화

오징어를 조각으로 자르고 마늘과 함께 팬에 굽습니다. 예약하다.

기름을 넉넉히 두르고 면을 잘 튀겨주세요. 황금색이 되면 제거하고 걸러냅니다.

빠에야 팬에 국수를 넣고 파프리카를 넣고 5초간 볶습니다. 육수를 적시고 튀긴 마늘과 오징어를 넣습니다.

면이 거의 익으면 새우를 넣습니다. 3~4분 동안 그대로 두었다가 뜨거울 때 서빙합니다.

장난

가장 대표적인 것은 이 요리에 아이올리 소스를 곁들여 먹는 것입니다.

CABRALES에 넣은 돼지고기 등심 국수

재료

국수 250g

카브랄 치즈 200g

화이트 와인 125ml

크림 ¾l

등심 스테이크 4줄

올리브유

소금과 후추

동화

허리를 얇은 띠로 자릅니다. 뜨거운 프라이팬에 소금과 후추와 갈색. 예약하다.

치즈와 함께 줄일 와인을 넣으십시오. 계속 저으면서 크림을 넣고 약불에서 10분간 끓입니다. 허리를 추가하고 3 분 더 요리하십시오.

끓는 물에 소금을 넉넉히 넣고 파스타를 삶는다. 긴장하되 새로 고치지 마십시오. 소스에 파스타를 넣고 1분간 저어줍니다.

장난

파스타는 마지막 순간에 요리하는 것이 좋습니다. 이렇게 하면 소스가 파스타에 더 잘 붙기 때문입니다.

마운틴 스튜

재료

흰콩 200g

돼지 갈비 200g

신선한 베이컨 150g

신선한 초리소 100g

파프리카 1큰술

감자 2개

돼지 귀 1개

1 너클 뼈

족발 1마리

블랙 푸딩 1개

순무 1개

콜라드 그린 1개

소금

동화

12시간 동안 콩을 담그십시오.

고기와 파프리카를 콩과 함께 약한 불로 찬물에 3시간 동안 또는 부드러워질 때까지 익힙니다. 고기가 부드럽기 때문에 제거하십시오.

콩이 거의 익으면 중간 크기로 자른 순무와 감자를 넣고 10분간 끓인다.

별도로 채 썬 양배추를 부드러워 질 때까지 요리하십시오. 스튜에 넣고 5분간 더 끓입니다. 소금을 수정하십시오.

장난

고기를 자르고 플래터에 담고 스튜를 그릇에 담습니다.

톨로사 콩

재료

Tolosa 콩 500g

베이컨 125g

마늘 3쪽

피망 1개

양파 1개

소시지 1개

블랙 푸딩 1개

올리브유

소금

동화

콩을 10시간 동안 담가둡니다.

콩을 베이컨, 초리조, 블랙 푸딩을 찬물로 덮으세요. ½ 양파와 약간의 기름을 함께 요리하십시오. 아주 약한 불에서 약 2ha 정도 익힌다.

나머지 양파와 마늘과 함께 고추를 잘게 썬다. 천천히 10분 동안 데친 다음 콩에 추가합니다. 소금으로 간을 하고 3분간 더 끓인다.

장난

요리하는 동안 스튜가 건조해지면 찬물을 추가합니다.

리에바나 계곡의 코시도

재료

병아리콩 300g

블랙 푸딩 500g

육포 250g

마블드 베이컨 175g

감자 3개

소시지 3개

양배추 ½개

엉덩이뼈 1개

무릎뼈 1개

소금

동화

병아리콩을 뜨거운 물에 12시간 동안 불립니다.

고기를 큰 냄비에 넣고 약한 불에서 1시간 동안 끓입니다. 병아리콩을 넣고 콩이 거의 부드러워질 때까지 2시간 더 익힙니다.

그런 다음 잘게 썬 양배추와 감자를 넣고 중간 크기로 자릅니다. 소금을 조금 넣으십시오.

모든 고기를 나누어서 나머지 스튜와 함께 또는 별도로 제공하십시오.

장난

lebaniegos 또는 pedrosillanos와 같은 작은 병아리 콩을 사용하십시오. 돼지 귀나 주둥이를 추가하면 찌개에 더 담백한 감촉을 줍니다.

과부 콩

재료

콩 400g

작은 양파 1개

작은 부추 1개

마늘 2쪽

당근 1개

월계수잎 1장

소금

동화

전날 밤에 콩을 불립니다.

냄비에 양파, 부추, 마늘, 당근, 월계수 잎과 함께 콩류를 넣습니다. 찬물로 덮고 콩이 부드러워질 때까지 3시간 동안 요리합니다.

시간이 지나면 모든 야채를 제거하고 갈아서 콩에 다시 넣으십시오. 소금을 조금 넣으십시오.

장난

스튜가 약간 걸쭉해지도록 야채와 함께 콩 1큰술을 넣고 5분간 더 끓입니다.

마드리드 스튜

재료

병아리콩 300g

소뼈(무릎) 500g

껍질을 벗긴 감자 500g

블랙 푸딩 500g

초리조 150g

베이컨(베이컨) 150g

¼ 햄 뼈

작은 닭 1마리

작은 양배추 1개

마늘 2쪽

피망

국수

동화

병아리콩을 따뜻한 물에 12시간 동안 불립니다.

차가운 물이 담긴 냄비에 뼈와 고기를 넣으십시오. 첫 번째 종기에서 잘 걷어내십시오.

물이 이미 끓고 있는 상태에서 망에 넣어 둔 병아리콩을 넣습니다. 부드러워 질 때까지 요리하십시오. 고기가 부드러워질 때까지 국물을 제거하고 요리합니다. 그대로 꺼내십시오.

채 썬 양배추와 카셰 감자를 따로 따로 요리하십시오.

그런 다음 마늘 정향과 파프리카와 함께 양배추를 볶습니다. 한쪽면에 국수와 함께 국물을 제공하십시오. 다른 하나는 고기, 양배추, 감자를 나눴습니다.

장난

마지막 몇 분 동안 국물에 민트 잎 몇 개를 추가합니다.

에스쿠델라

재료

병아리콩 1kg

흰색 소시지 250g

블랙 소시지 250g

살코기 다진 쇠고기 75g

다진 살코기 75g

햄 뼈 2개

소 무릎뼈 2개

닭똥집 2개

족발 2마리

½ 암탉

중간 당근 4개

큰 감자 2개

큰 부추 1개

셀러리 1줄기

마늘 1쪽

작은 양배추 ½개

빵가루 1큰술

달걀 1개

국수

밀가루

소금과 후추

동화

병아리콩을 뜨거운 물에 12시간 동안 담가 둡니다.

끓인 물. 깨끗이 씻은 부추와 양배추, 껍질을 벗긴 당근, 감자, 셀러리, 닭고기, 닭 뒷다리살, 뼈, 족발을 넣습니다. 잘 걷어내고 그물에 넣은 병아리콩을 넣습니다. 3시간 동안 조리합니다(너무 많이 증발하면 뜨거운 물을 추가합니다).

다진 고기에 빵가루, 달걀, 다진 마늘, 소금, 후추를 섞습니다. 이 혼합물로 미트볼을 만드십시오.

스튜에서 국물을 걸러내고 ¼l를 남겨두고 밀가루를 뿌린 미트볼과 소시지를 나머지에 45분 동안 요리합니다.

비축된 육수에 면 4줌을 삶는다. 소금의 포인트를 검토하고 수정하십시오. 별도로 제공하십시오.

장난

이 조리법의 원래 파스타는 galets라고합니다.

파바다

재료

콩 500g

햄 100g

베이컨 100g

2 아스투리아스 소시지

2 아스투리아스 혈액 소시지

마늘 2쪽

양파 1개

소금

동화

콩은 전날 찬물에 불려주세요. 전날 고기를 따뜻한 물에 담가둡니다.

캐서롤에 담그는 동일한 물을 넣고 양파와 마늘을 포함한 모든 재료를 추가합니다.

끓기 시작하면 건져냅니다. 요리하는 동안 3 번 놀라게하십시오.

콩이 부드러워질 때까지 요리합니다. 소금을 수정하십시오.

장난

콩이 남으면 콩나물과 육수를 만들 수 있다. 잘게 다진 고기를 위에 올리고 마늘과 함께 볶습니다.

후무스 병아리콩

재료

삶은 병아리콩 600g

참기름 2큰술

간 커민 1큰술

마늘 2쪽

레몬 주스

피망

올리브유 15cl

소금과 후추

동화

블렌더 글라스에 병아리콩, 커민, 중심 배아가 없는 마늘, 참기름, 레몬즙을 넣고 갈아줍니다. 스레드에 올리브 오일을 추가합니다.

소금과 후추를 수정하십시오. 접시에 담아 위에 파프리카 한 꼬집을 추가합니다.

장난

같은 조리법으로 만들 수 있지만 흰 콩으로 만들 수 있습니다. 결과는 맛있습니다.

갑오징어와 조개를 곁들인 렌즈콩

재료

렌틸콩 200g

작은 오징어 1마리

조개 16개

토마토 2개

당근 1개

양파 1개

½ 빨간 피망

½ 피망

파프리카 1큰술

월계수잎 1장

소금

동화

깨끗한 야채, 파프리카, 월계수 잎, 소량의 기름과 함께 물에 담근 렌즈콩을 끓입니다.

30분 후 야채를 건져내고 채 썬다. 렌즈 콩에 다시 추가하십시오. 콩과 식물이 부드러워질 때까지 계속 요리합니다.

소금으로 간을 하고 미리 깨끗이 씻은 조개와 오징어를 잘게 썬 것을 넣습니다. 2분 더 끓이고 뜨거울 때 서빙하세요.

장난

정화는 소금을 듬뿍 넣은 찬물에 조개를 2시간 동안 담가서 모든 흙을 제거하는 것을 의미합니다.

조개와 함께하는 FABES

재료

콩 400g

조개 500g

화이트 와인 ½잔

마늘 2쪽

작은 녹색 피망 1개

작은 토마토 1개

양파 1개

부추 1개

다진 신선한 파슬리

올리브유

동화

콩은 전날 찬물에 담가둡니다.

콩, 후추, 양파 ½개, 깨끗이 씻은 부추, 마늘 1쪽, 토마토를 냄비에 넣습니다. 찬물로 덮고 콩이 부드러워질 때까지 3시간 동안 요리합니다.

별도로, 다른 ½ 양파와 아주 작은 조각으로 자른 나머지 마늘을 볶습니다. 조개를 넣고 와인으로 목욕하십시오. 조금 줄이도록 합니다.

콩에 조개를 넣고 2분 더 끓입니다. 파슬리를 뿌린다.

장난

콩이 더 부드러워지도록 3번 저어줍니다.

카탈루냐산 누에콩

재료

신선한 누에콩 300g

흰색 소시지 50g

블랙 소시지 50g

베이컨 50g

닭고기 국물 250g

화이트 와인 ½잔

파슬리 1큰술

마늘 4쪽

토마토 2개

파 1개

올리브유

소금

동화

누에콩은 끓는 소금을 넉넉히 넣은 물에 12분간 삶는다. 배수, 냉각 및 예비.

소시지를 조각으로 자르고 베이컨을 막대기로 자릅니다.

뜨거운 기름에 소시지를 굽고 베이컨을 여러 번 나누어 부서지지 않도록 주의합니다. 철회하다.

같은 기름에 파와 마늘을 약한 불로 볶고 작은 입방체로 자릅니다.
강판에 간 토마토를 넣고 수분이 모두 없어질 때까지 끓입니다.

누에콩을 넣고 포도주로 목욕을 시킨다. 최대로 줄이고 닭고기 국물에 적시십시오. 고기를 넣고 소스가 졸아들 때까지 6분간 더 조리합니다.
소금으로 간을 하고 다진 파슬리를 위에 뿌린다.

장난

파슬리를 잘게 썬 민트 잎 4장으로 대체할 수 있습니다.

콩과 밥

재료

핀토 콩 400g

쌀 150g

마늘 4쪽

감자 2개

피망 1개

양파 1개

당근 1개

월계수잎 1장

피망

소금

동화

12시간 동안 물에 콩을 둡니다.

콩을 마늘, 당근, 월계수 잎, 후추, 양파, 감자, 약간의 파프리카와 함께 약한 불로 요리합니다. 콩이 거의 준비될 때까지 끓입니다.

밥을 넣고 소금으로 간을 한 다음 밥이 완성될 때까지 중불에서 계속 끓입니다.

장난

모든 야채를 제거하고 갈아서 콩에 다시 추가하십시오. 스튜에 풍미를 더하고 국물을 걸쭉하게 만듭니다.

소꼬리 콩

재료

콩 400g

소꼬리 1개

육수 1L

레드 와인 ½리터

토마토 소스 2큰술

파프리카 1큰술

셀러리 스틱 2개

타임 가지 1개

로즈마리 1줄기

당근 4개

양파 2개

중간 크기의 이탈리안 그린 피망 1개

올리브유

소금과 후추

동화

24시간 동안 물에 콩을 둡니다.

당근, 셀러리, 양파, 피망, 파프리카와 함께 콩을 냄비에 넣습니다. 찬물로 덮고 끓이고 탈지하십시오. 약불에서 3ha 정도 익혀주세요.

별도로 소금과 후추로 꼬리를 갈색으로 만듭니다. 철회 및 예약.

같은 기름에 작은 조각으로 자른 야채를 볶습니다. 소금에. 토마토를 넣고 와인으로 목욕하십시오. 센 불에서 끓이다가 반으로 줄어주세요. 소꼬리, 국물 및 향기로운 허브를 추가하십시오. 약한 불에서 약 4시간 동안 또는 고기가 뼈에서 아주 쉽게 떨어질 때까지 요리합니다. 소금을 수정하십시오.

국물에서 콩을 제거하고 소꼬리 캐서롤에 추가하십시오. 끓여서 제공하십시오.

장난

콩을 삶아서 나오는 물로 훌륭한 수프를 만들거나 밥을 짓는 데 사용할 수 있습니다.

귀와 라콘을 곁들인 렌즈콩

재료

렌틸콩 300g

깨끗한 돼지 귀 200g

햄 200g

월계수 잎 2장

소시지 2개

양파 2개

피망 1개

빨간 피망 1개

당근 1개

파프리카 1큰술

토마토 1개

소금

동화

끓는 물에 귀를 넣고 양파 1개, 월계수잎 1장, 소금을 넣고 75분간 삶는다.

별도로 렌즈 콩을 야채, 파프리카, 돼지 목살, 초리 조 및 다른 월계수 잎과 함께 찬물에 요리하십시오. 30분에 고기를 꺼내서 부분적으로 남겨둡니다. 또한 야채를 제거하고 으깬 다음 스튜에 다시 추가하십시오. 콩과 식물이 부드러워질 때까지 계속 요리합니다.

다시 귀와 고기를 넣고 2분간 더 조리합니다. 소금을 조금 넣으십시오.

장난

콩과 식물이 마지막에 나오는 것이 중요합니다. 그렇지 않으면 좌초될 것입니다. 그것은 그들이 단단하고 피부를 잃을 것이라는 것을 의미합니다.

도살 청바지

재료

흰콩 350g

양파 150g

베이컨 30g

베이컨 30g

햄 30g

초리조 30g

피망 1개

마늘 1쪽

토마토 1개

부추 1개

소금

동화

12시간 동안 물에 콩을 둡니다.

냄비에 모든 재료를 넣고 찬물을 부어줍니다. 콩이 부드러워질 때까지 3시간 동안 조리합니다.

야채를 제거하고 갈아서 콩에 다시 추가하십시오. 5분간 더 끓이고 소금으로 간을 합니다.

장난

콩류를 요리할 때 항상 마지막에 소금을 넣으십시오. 이것은 그들이 피부를 잃고 굳어지는 것을 방지합니다.

장난

만드는 시간이 덜 걸리는 건조 콩류 중 하나지만, 찬물에 8시간 정도 담가두면 됩니다. 이렇게하면 더 빨리 요리됩니다.

위스키를 곁들인 치킨 드럼

재료

닭다리살 12개

크림 200ml

위스키 150ml

닭고기 육수 100ml

계란 노른자 3개

파 1개

밀가루

올리브유

소금과 후추

동화

간을 하고 밀가루를 바르고 닭 허벅지살을 갈색으로 굽습니다. 철회 및 예약.

잘게 썬 대파를 같은 기름에 5분간 볶는다. 위스키와 플랑베를 추가합니다(추출기 후드가 꺼져 있어야 함). 크림과 국물을 붓습니다. 다시 닭을 넣고 약불에서 20분간 끓인다.

불을 끄고 달걀 노른자를 넣고 소스가 약간 걸쭉해지도록 조심스럽게 저어줍니다. 필요한 경우 소금과 후추로 간을 합니다.

장난

위스키는 우리가 가장 좋아하는 알코올 음료로 대체될 수 있습니다.

구운 오리

재료

깨끗한 오리 1마리

닭육수 1리터

간장 4dl

꿀 3큰술

마늘 2쪽

작은 양파 1개

카이엔 1개

신선한 생강

올리브유

소금과 후추

동화

그릇에 닭고기 국물, 콩, 간 마늘, 잘게 썬 카이엔 고추와 양파, 꿀, 간 생강과 후추를 섞습니다. 이 혼합물에 오리를 1시간 동안 재워 둡니다.

침연에서 꺼내어 침연에서 나온 액체의 절반과 함께 베이킹 트레이에 놓습니다. 200ºC에서 각 면을 10분 동안 굽습니다. 브러시로 지속적으로 젖습니다.

오븐을 180ºC로 낮추고 각 면을 18분씩 더 익힙니다(브러쉬로 5분마다 계속 칠합니다).

오리를 꺼내 따로 보관하고 냄비에 중불로 소스를 반으로 줄입니다.

장난

처음에 가슴살이 아래로 향하도록 새를 구우면 덜 건조하고 육즙이 많아집니다.

빌라로이 닭가슴살

재료

닭가슴살 1kg

당근 2개

셀러리 스틱 2개

양파 1개

부추 1개

순무 1개

밀가루, 계란, 빵가루(코팅용)

베사멜을 위해

우유 1리터

버터 100g

밀가루 100g

육두구

소금과 후추

동화

모든 깨끗한 야채를 2L의 물(차가운 물)에 45분 동안 조리합니다.

그 사이에 버터에 밀가루를 넣고 중약불에서 5분간 볶아 베샤멜 소스를 만든다. 그런 다음 우유를 넣고 저어줍니다. 간을 하고 육두구를 넣습니다. 젓기를 멈추지 않고 약불에서 10분간 익힌다.

국물을 거르고 가슴살(전체 또는 살코기)을 15분 동안 익힙니다. 제거하고 식히십시오. 가슴살에 베사멜 소스를 잘 뿌려 냉장고에 보관하세요. 식으면 밀가루, 계란물, 빵가루 순으로 옷을 입혀줍니다. 넉넉한 기름에 튀겨서 뜨끈하게 드세요.

장난

국물과 으깬 야채를 활용하여 절묘한 크림을 만들 수 있습니다.

겨자와 레몬 소스를 곁들인 닭가슴살

재료

닭가슴살 4개

크림 250ml

브랜디 3큰술

겨자 3큰술

밀가루 1스푼

마늘 2쪽

레몬 1개

파 ½개

올리브유

소금과 후추

동화

약간의 기름을 사용하여 일정한 조각으로 자른 가슴살에 간을 하고 갈색을 냅니다. 예약하다.

쪽파와 잘게 썬 마늘을 같은 기름에 볶습니다. 밀가루를 넣고 1분간 조리합니다. 브랜디가 증발할 때까지 추가하고 크림, 레몬 주스 3테이블스푼, 제스트, 머스타드, 소금을 붓습니다. 소스를 5분간 끓입니다.

다시 닭을 넣고 약불에서 5분간 더 끓인다.

장난

즙을 짜기 전에 먼저 레몬을 갈아주세요. 돈을 절약하기 위해 가슴살 대신 다진 닭고기로 만들 수도 있습니다.

자두와 버섯을 곁들인 구운 고네트

재료

뿔닭 1마리

버섯 250g

200ml 포트

닭고기 국물 ¼리터

씨를 뺀 자두 15개

마늘 1쪽

밀가루 1티스푼

올리브유

소금과 후추

동화

뿔닭과 자두를 소금과 후추로 간하고 175ºC에서 40분 동안 굽습니다. 굽는 도중에 뒤집어 주세요. 시간이 지나면 주스를 제거하고 보관하십시오.

냄비에 식용유 2큰술과 밀가루를 넣고 1분간 볶는다. 와인으로 목욕하고 절반으로 줄이십시오. 로스트 육즙과 육수로 적셔줍니다. 젓기를 멈추지 않고 5분 동안 조리합니다.

별도로 약간의 다진 마늘로 버섯을 볶고 소스에 넣고 끓입니다. 소스와 함께 뿔닭을 제공하십시오.

장난

특별한 경우에는 뿔닭에 사과, 푸아, 다진 고기, 견과류를 채울 수 있습니다.

모데나 식초를 곁들인 캐러멜 피퀼로로 속을 채운 VILLAROY 닭가슴살

재료

닭가슴살 필레 4개

버터 100g

밀가루 100g

우유 1리터

피킬로 고추 1통

모데나 식초 1잔

설탕 ½잔

육두구

계란, 빵가루(코팅용)

올리브유

소금과 후추

동화

약한 불에서 10분 동안 버터와 밀가루를 볶습니다. 그런 다음 우유를 붓고 계속 저어주면서 20분 동안 끓입니다. 간을 하고 육두구를 추가합니다. 식히자.

한편, 식초가 걸쭉해지기 시작할 때까지(막 시작할 때까지) 식초와 설탕으로 고추를 캐러멜라이즈합니다.

필레에 소금과 후추로 간을 하고 피킬로 후추를 채웁니다. 가슴살을 아주 단단한 사탕처럼 투명 필름으로 말아 닫고 물에서 15분 동안 익힙니다.

다 익으면 베샤멜로 모든 면에 소스를 바르고 풀어 놓은 계란과 빵가루에 담급니다. 넉넉한 기름에 튀겨줍니다.

장난

베샤멜을 위해 밀가루를 볶는 동안 카레 두 스푼을 더하면 결과가 다르고 매우 풍부합니다.

베이컨, 버섯, 치즈로 속을 채운 닭가슴살

재료

닭가슴살 필레 4개

버섯 100g

훈제 베이컨 4조각

겨자 2큰술

크림 6큰술

양파 1개

마늘 1쪽

슬라이스 치즈

올리브유

소금과 후추

동화

치킨 필레에 간을 합니다. 버섯을 깨끗이 씻어서 4분의 1로 자릅니다.

베이컨을 노릇노릇하게 굽고 다진 버섯과 마늘을 센 불에서 볶습니다.

베이컨, 치즈, 버섯으로 필레를 채우고 사탕처럼 투명 필름으로 완벽하게 닫습니다. 끓는 물에 10분간 삶는다. 필름과 필렛을 제거하십시오.

반면에 잘게 자른 양파는 데치고 크림과 머스타드를 넣고 2분 동안 익힌 후 섞습니다. 닭고기 위에 소테

장난

투명 필름은 고온을 견디며 음식에 풍미를 더하지 않습니다.

자두를 곁들인 스위트 와인 치킨

재료

큰 닭 1마리

씨를 뺀 자두 100g

닭육수 ½L

스위트 와인 ½병

파 1개

당근 2개

마늘 1쪽

밀가루 1스푼

올리브유

소금과 후추

동화

매우 뜨거운 냄비에 기름을 두르고 잘게 썬 닭고기에 간을 하고 갈색을 냅니다. 테이크 아웃 및 예약.

같은 기름에 잘게 썬 파, 마늘, 당근을 볶습니다. 야채가 잘 익으면 밀가루를 넣고 1분간 더 볶는다.

스위트 와인으로 목욕하고 거의 완전히 줄어들 때까지 열을 높입니다. 국물을 넣고 닭고기와 자두를 다시 넣습니다.

약 15분 동안 또는 닭고기가 부드러워질 때까지 요리합니다. 닭고기를 제거하고 소스를 섞습니다. 그것을 소금 지점에 두십시오.

장난

으깬 소스에 차가운 버터를 조금 넣고 거품기로 치면 더 진하고 윤기가 난다.

캐슈넛을 곁들인 오렌지색 닭가슴살

재료

닭가슴살 4개

캐슈넛 75g

천연 오렌지 주스 2잔

꿀 4큰술

쿠앵트로 2큰술

밀가루

올리브유

소금과 후추

동화

가슴살에 간을 하고 밀가루를 뿌린다. 기름을 넉넉히 두르고 갈색으로 만든 다음 꺼내어 보관합니다.

쿠앵트로와 꿀을 넣은 오렌지 주스를 5분 동안 조리합니다. 소스에 가슴살을 넣고 약불에서 8분간 끓입니다.

위에 소스와 캐슈넛을 곁들여 드세요.

장난

좋은 오렌지 소스를 만드는 또 다른 방법은 아주 진하지 않은 카라멜에 천연 오렌지 주스를 첨가하는 것부터 시작하는 것입니다.

절인 자고새

재료

자고새 4마리

양파 300g

당근 200g

화이트 와인 2잔

마늘 1통

월계수잎 1장

식초 1잔

오일 1잔

소금과 통후추 10개

동화

자고새를 고열로 간을 하고 갈색을 냅니다. 철회 및 예약.

같은 기름에 잘게 썬 당근과 양파를 볶습니다. 야채가 부드러워지면 와인, 식초, 통후추, 소금, 마늘, 월계수 잎을 넣습니다. 10분간 볶습니다.

다시 메추리알을 넣고 약불에서 10분간 더 끓인다.

장난

절인 고기나 생선의 풍미를 더하려면 최소 24시간 동안 재워두는 것이 좋습니다.

카시아토레 치킨

재료

다진 닭고기 1개

얇게 썬 버섯 50g

닭육수 ½L

화이트 와인 1잔

간 토마토 4개

당근 2개

마늘 2쪽

부추 1개

양파 ½개

아로마 허브 꽃다발 1개(타임, 로즈마리, 월계수 잎...)

올리브유

소금과 후추

동화

매우 뜨거운 냄비에 기름을 두르고 닭고기를 간을 하고 갈색으로 굽습니다. 테이크 아웃 및 예약.

같은 기름에 잘게 썬 당근, 마늘, 부추, 양파를 볶습니다. 그런 다음 강판 토마토를 추가하십시오. 토마토가 수분을 잃을 때까지 볶습니다. 닭고기를 다시 넣으십시오.

별도로 버섯을 볶고 스튜에 추가하십시오. 와인 한 잔으로 목욕하고 줄이십시오.

국물에 적시고 향기로운 허브를 추가하십시오. 닭고기가 부드러워질 때까지 요리합니다. 소금을 수정하십시오.

장난

이 요리는 칠면조와 토끼로도 만들 수 있습니다.

코카콜라 스타일 치킨 윙

재료

닭 날개 1kg

코카콜라 ½리터

흑설탕 4큰술

간장 2큰술

오레가노 1스푼

½ 레몬

소금과 후추

동화

코카콜라, 설탕, 간장, 오레가노, 레몬 ½개의 주스를 냄비에 붓고 2분 동안 조리합니다.

날개를 반으로 잘라 양념을 합니다. 약간의 색이 날 때까지 160ºC에서 굽습니다. 이때 소스 반을 넣고 날개를 뒤집는다. 20분마다 뒤집어 주세요.

소스가 거의 졸아들면 나머지 절반을 넣고 소스가 걸쭉해질 때까지 계속 볶는다.

장난

소스를 만들 때 바닐라 장식을 추가하면 풍미가 향상되고 독특한 느낌을 줍니다.

CPSIA information can be obtained
at www.ICGtesting.com
Printed in the USA
LVHW081342221222
735718LV00014B/542

9 781837 526451